跟着"国家队"学糖尿病诊治

主　编　肖新华

中国协和医科大学出版社

北　京

图书在版编目（CIP）数据

跟着"国家队"学糖尿病诊治 / 肖新华主编. —北京：中国协和医科大学出版社，2023.8

ISBN 978-7-5679-2220-4

Ⅰ.①跟… Ⅱ.①肖… Ⅲ.①糖尿病－诊疗 Ⅳ.①R587.1

中国国家版本馆CIP数据核字（2023）第121513号

跟着"国家队"学糖尿病诊治

主 编：肖新华
策 划：杨 帆
责任编辑：沈冰冰
封面设计：邱晓俐
责任校对：张 麓
责任印制：张 岱

出版发行：**中国协和医科大学出版社**
（北京市东城区东单三条9号 邮编100730 电话010-65260431）
网 址：www.pumcp.com
经 销：新华书店总店北京发行所
印 刷：小森印刷（北京）有限公司
开 本：710mm×1000mm 1/16
印 张：13.75
字 数：200千字
版 次：2023年8月第1版
印 次：2023年8月第1次印刷
定 价：98.00元

ISBN 978-7-5679-2220-4

编者名单

主　　编

　　肖新华　中国医学科学院北京协和医院内分泌科

主编秘书

　　徐　春　中国人民解放军总医院第三医学中心内分泌科

　　肖海英　中国人民解放军总医院第三医学中心内分泌科

编写专家组（按姓氏笔画排序）

　　卫　静　西安高新医院内分泌科

　　王　清　吉林大学中日联谊医院内分泌科

　　王颜刚　青岛大学附属医院内分泌代谢科

　　申　晶　中国人民解放军总医院第八医学中心内分泌科

　　田　琳　郑州市第九人民医院内分泌代谢科

　　冯　波　同济大学附属东方医院内分泌科

　　匡洪宇　哈尔滨医科大学附属第一医院内分泌科

　　刘　煜　南京医科大学附属逸夫医院内分泌与代谢病科

　　刘师伟　山西白求恩医院内分泌科

　　刘建萍　南昌大学第二附属医院内分泌科

　　刘雪婷　深圳市第二人民医院内分泌科

　　齐　林　北京燕化医院内分泌科

　　汤绍芳　天津医科大学总医院内分泌代谢科

　　李　霞　中南大学湘雅二医院代谢内分泌科　国家代谢性疾病临床医学研究中心

李红涛　武警天津市总队医院内分泌科

肖新华　中国医学科学院北京协和医院内分泌科

吴绮楠　重庆医科大学附属大足医院内分泌科

沈云峰　南昌大学第二附属医院内分泌科

武晓泓　浙江省人民医院内分泌科

林夏鸿　中山大学附属第七医院内分泌科

房　辉　唐山市工人医院内分泌科

赵　冬　首都医科大学附属北京潞河医院内分泌代谢与风湿免疫性疾病中心

姚合斌　中国人民解放军总医院第六医学中心内分泌科

徐　春　中国人民解放军总医院第三医学中心内分泌科

徐焱成　武汉大学中南医院内分泌科

章　秋　安徽医科大学第一附属医院内分泌科

阎德文　深圳市第二人民医院内分泌科

董陆玲　张家口市第一医院内分泌科

编　　者（按姓氏笔画排序）

于永丽　北京燕化医院内分泌科

于永卓　青岛大学附属医院内分泌代谢科

卫　静　西安高新医院内分泌科

王　清　吉林大学中日联谊医院内分泌科

王颜刚　青岛大学附属医院内分泌代谢科

申　晶　中国人民解放军总医院第八医学中心内分泌科

田　琳　郑州市第九人民医院内分泌代谢科

田金莉　唐山市工人医院内分泌科

代　喆　武汉大学中南医院内分泌科

冯　波　同济大学附属东方医院内分泌科

匡洪宇　哈尔滨医科大学附属第一医院内分泌科

刘　煜　南京医科大学附属逸夫医院内分泌与代谢病科

刘师伟　山西白求恩医院内分泌科

刘建萍　南昌大学第二附属医院内分泌科

刘雪婷　深圳市第二人民医院内分泌科

齐　林　北京燕化医院内分泌科

汤绍芳　天津医科大学总医院内分泌代谢科

李　岚　中国人民解放军总医院第八医学中心内分泌科

李　霞　中南大学湘雅二医院代谢内分泌科　国家代谢性疾病临床医
学研究中心

李红涛　武警天津市总队医院内分泌科

李雪锋　湖北医药学院附属太和医院

肖海英　中国人民解放军总医院第三医学中心内分泌科

肖新华　中国医学科学院北京协和医院内分泌科

吴绮楠　重庆医科大学附属大足医院内分泌科

沈云峰　南昌大学第二附属医院内分泌科

宋　君　同济大学附属东方医院内分泌科

张　研　吉林大学中日联谊医院内分泌科

张　勤　南昌大学第二附属医院内分泌科

张　楠　安徽医科大学第一附属医院内分泌科

张晨霞　山西白求恩医院内分泌科

武晓泓　浙江省人民医院内分泌科

林夏鸿　中山大学附属第七医院内分泌科

柯　静　首都医科大学附属北京潞河医院内分泌代谢与风湿免疫性病
病中心

房　辉　唐山市工人医院内分泌科

赵　冬　首都医科大学附属北京潞河医院内分泌代谢与风湿免疫性病
病中心

赵　瑜　浙江省人民医院内分泌科

胡　丹　中山大学附属第七医院内分泌科

姚　倩　张家口市第一医院内分泌科

姚合斌　中国人民解放军总医院第六医学中心内分泌科

贾　琳　郑州市第九人民医院内分泌代谢科

钱　莉　南京医科大学附属逸夫医院内分泌与代谢病科

何斌斌　中南大学湘雅二医院代谢内分泌科　国家代谢性疾病临床医学研究中心

徐　囡　张家口市第一医院内分泌科

徐　春　中国人民解放军总医院第三医学中心内分泌科

徐建宾　中国人民解放军总医院第八医学中心内分泌科

徐焱成　武汉大学中南医院内分泌科

唐　俊　武汉大学中南医院内分泌科

黄　丽　武汉大学中南医院内分泌科

章　秋　安徽医科大学第一附属医院内分泌科

阎德文　深圳市第二人民医院内分泌科

彭　一　张家口市第一医院内分泌科

董陆玲　张家口市第一医院内分泌科

焦　凯　西安高新医院内分泌科

虞睿琪　中国医学科学院北京协和医院内分泌科

简　丽　重庆医科大学附属大足医院内分泌科

前　言

　　离开青灯黄卷的书案，合上《跟着"国家队"学糖尿病诊治》文稿，轻轻推开窗户，暮春夜间的习习凉风顿使心清气爽，突然更加深刻地理解"医者，书不熟则理不明，理不明则识不精"的道理。中国研究型医院学会糖尿病学专业委员会自2016年9月成立以来，一直专注提高糖尿病的诊治和预防工作。虽然专委会成立时间不长，但在糖尿病基础研究、临床实践两者结合转化方面小有成就，成为糖尿病教育领域的引领者，推动了我国糖尿病诊治能力的提高和发展。

　　我国是成人糖尿病患者人数最多的国家，约1.4亿人，并呈逐年上升趋势，且大多糖尿病患者在基层医疗机构就诊。如何根据基层医疗需求特点，结合基层糖尿病防控实践，以患者为中心赋能基层医师，制订符合实际、有针对性的糖尿病防控方案？这是糖尿病学专业委员会一直在思考、研究并着力解决的问题。糖尿病学专业委员会分别于2021年8月发布了《成人2型糖尿病患者口服降糖药物三联优化方案（二甲双胍＋二肽基肽酶4抑制剂＋钠－葡萄糖共转运蛋白2抑制剂）中国专家共识》和2022年4月发布了《基层医疗机构成人2型糖尿病患者自我管理教育与支持专家共识》。在实施分级诊疗制度和推动慢病管理下沉的大背景下，2型糖尿病患者大多将在基层医疗机构进行日常治疗和照护。因此，2023年年初糖尿病学专业委员会携手中国医学论坛报社联合策划"跟着'国家队'学常见疾病诊疗之'糖尿病活学妙用锦囊'专项培训活动"，特邀糖尿病学专业委员会的专家们联合撰写了《跟着"国家队"学糖尿病诊治》，以期帮助基层医生快速获取前沿知识，提高糖尿病诊治水平，真正达到活学妙用的目的！本书从基础到进阶，从理论到实战，循序渐进，帮助临床医生系统提升糖尿病规范化诊疗思维。书中分设"理论篇"和"实战篇"，具有较强的可读性、实用性和指导性。

　　有幸先睹文稿，深切感受到专家们在糖尿病基础知识传递和疾病诊治等方面所展现的扎实的专业知识、缜密的思维逻辑和丰富的临床经验！感谢专家们不辞辛劳，将宝贵的经验结集成书奉献于大家，深信此书将在帮助基层医生提升专业知识、开拓临床思维方面大有裨益！由于时间匆忙，不足之处、谬误所在，恳请广大读者予以批评和指正。

肖新华

2023 年 4 月于北京

目　录

附录A

一 理论篇

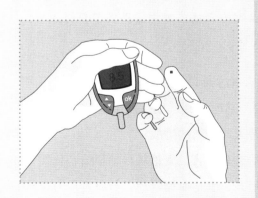

糖尿病管理的重中之重——血糖监测

阅读要点提示

● 血糖监测是医患沟通最直接的方式，也是治疗效果、血糖控制水平最为直观的反馈。

● 血糖监测"点""线""面"的结合，三者达成血糖的良好控制。

● 合理的血糖监测频度，提升血糖管理效率，提高患者依从性。

● 正确处理血糖监测中的数据，规避影响血糖监测准确性的干扰因素。

● 教育患者认识到血糖监测的重要性，使血糖指标成为控制患者血糖水平的高效工具。

● 动态血糖监测为血糖监测方法提供了新的选择，联合应用可助力血糖综合达标。

目前我国糖尿病患病率达到12.8%，这已经不再是"新闻"了，对于罹患糖尿病的1.4亿患者来说，从吃饭到运动，从服药到胰岛素注射，从血糖监测到机体其他指标监测，每天都是新的挑战。

血糖监测对于糖尿病管理而言，无论从早筛早治、自我管理、患者照护等方面都是最直接的呈现形式，也是血糖管理者与患者最为直接的沟通方式，更是患者治疗效果、血糖控制水平最为直观的反馈。从这个维度来讲，血糖监测是糖尿病管理中最重要的内容。

一、血糖监测的意义和方法

血糖监测结果可以反映糖尿病患者糖代谢紊乱的程度，用于制订更为合理的降糖方案，评价降糖治疗效果，指导调整治疗方案，更是管理者和患者共同达成良好控制血糖的"牵手"方式。

临床常用的血糖监测方法既包括反映"点"的毛细血管血糖监测，也包括反映"线"的持续血糖监测，还包括反映"面"的糖化血红蛋白、糖化白蛋白等。

1. 糖化血红蛋白（HbA1c）　它可以反映过去2～3个月的平均血糖水平，是目前评估糖尿病患者长期血糖控制状况的公认标准，也是调整降糖治疗方案的重要依据。根据《中国2型糖尿病防治指南（2020年版）》的建议，在治疗之初至少每3个月监测一次，一旦达到治疗目标，可每6个月监测一次。

2. 糖化白蛋白（GA）　GA用来评价近2～3周的血糖控制情况，尤其是对于糖尿病患者治疗方案调整后的近期疗效评价，GA较HbA1c更具有临床参考价值。

由于HbA1c和GA检测需要抽取静脉血，要在有条件的医疗机构进行，因此毛细血管血糖监测，即我们常说的"指尖血糖监测"仍是各级医院和糖尿病患者日常管理最基础和最有效的监测手段（图1-1）。

3. 毛细血管血糖监测　它是反映实时血糖水平，提供调整治疗方案的依据；结合患者生活日志，更是评估生活事件，反馈患者个体化的饮食、运动、情绪及应激等变化情况的有效工具；它是提高治疗的有效性、安全性，以及改善患者生活质量最为直观的方式。

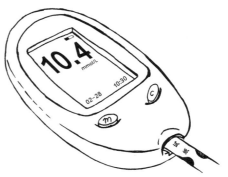

图1-1　指尖血糖监测仪

二、血糖监测的频度

合理的血糖监测频度选择，可以高效、直观地反映血糖监测情况，对治疗方案的及时调整和防控低血糖风险具有重要意义。

1. 对于血糖水平较高，每日需做3次或3次以上的"强化"治疗和胰岛素泵治疗的患者来说，需要短期内每日进行多次的血糖监测，其中7次血糖监测是较为常用的监测方式，包括空腹血糖、午餐和晚餐前血糖、三餐后2小时血糖和睡前血糖，必要时可加测凌晨3：00血糖，用以快速调整治疗方案和防止低血糖发生。

2. 对于进入血糖控制稳定期的患者来说，多次连续的血糖监测会带来局部皮肤针刺的疼痛和不适感，以及患者情绪上的应激和对血糖监测的抵制，这对于长期血糖控制并无增益，也会增加患者的控糖成本。

（1）对于长期使用口服降糖药的患者，可每周监测2～4次空腹血糖或餐后2小时血糖。

（2）使用胰岛素治疗的患者应更为积极地监测不同时段的血糖。

（3）注射基础胰岛素的患者应更关注空腹血糖，注射预混胰岛素的患者应更关注空腹或晚餐前血糖。

（4）若怀疑患者发生低血糖，应随时加测血糖。

三、血糖检测数值的影响因素

多种因素均可影响血糖监测数据的准确性，临床实际工作中应充分考虑这些因素，避免被"错误"的数据干扰。

1. 采用葡萄糖氧化酶的血糖监测系统，容易受氧气的影响。

2. 采用葡萄糖脱氢酶的血糖监测系统，因为使用的辅酶不同，而易受其他糖类物质的干扰，如木糖、麦芽糖、半乳糖等。

3. 血糖仪采用的血样大多为全血，因此血细胞比容对检测值的影响较大，具有血细胞比容校正功能的血糖仪，可使这一差异值降至最小限度。

4. 常见的干扰物还有乙酰氨基酚、维生素C、水杨酸、尿酸、胆红素、甘油三酯等内源性和外源性物质。

5. 容易被忽略的还有要使血糖仪和试纸处于最佳工作状态，对环境的温度、湿度都有要求。笔者在实际工作中，就有因为血糖仪和质控液放在低温的车内，没有恢复正常温度就进行检测，造成血糖检测报错或者出现异常数据。

6. 操作人员操作不当，如采血量不足、局部挤压或者局部清洁用酒精干扰等都是影响检测准确性的重要因素。

7. 在实际应用中，一些血糖仪更换试纸批号后未调整校正码，或是试纸保存不当等因素都会影响血糖检测。

四、血糖监测教育的重要意义

通过教育糖尿病患者，使其认识到血糖监测的重要性，也让患者监测的血糖指标成为更好控糖的有力"武器"。

1. 血糖监测本身并不会改善糖代谢状况，需要由医护人员和患者共同讨论和分析血糖监测的结果，采取相应措施调整个体行为和治疗方案，才能使血糖监测成为有效的糖尿病自我管理工具。很多患者监测血糖后，并没有及时反馈和分析监测结果，造成血糖失控而不自知，监测结果仅仅成为一个数字。现在很多的血糖监测设备都有联网功能，可以通过互联网络，与医护和血糖管理者的手机软件进行互通，将血糖监测信息和高低值的报警信息及时反馈给血糖管理者，帮助患者更好地达成血糖管理方案。

2. 教育患者对日常饮食、运动等多方面信息形成"日志"，通过对血糖监测数据和日常生活的规律进行全面分析，评价血糖控制趋势及药物饮食和运动对血糖的影响，血糖管理者借此对治疗方案形成优化。

五、动态血糖监测

动态血糖监测（图1-2）是通过葡萄糖感应器监测皮下组织间液的葡萄糖浓度而间接反映血糖水平的监测技术，能够提供连续、全面、可靠的信息，避免患者的针刺痛苦，实现每5分钟1次的数据反馈，最长监测时间可达14天。

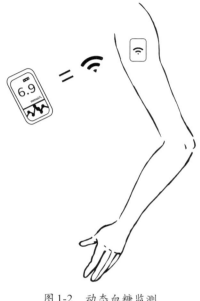

图 1-2　动态血糖监测

部分产品可以利用智能手机作为终端，实时显示监测的血糖水平。具有实时血糖监测和历史回顾的双重特点（如3小时、6小时、12小时和24小时血糖曲线图），可预设高低血糖报警，并可显示血糖快速变化的趋势。虽然数据具有一定的延迟性，但对于特殊患者，如1型糖尿病、妊娠期糖尿病、低血糖风险较高的糖尿病患者具有很大的应用价值。其长时间无创监测的特点极大地提升患者血糖监测的依从性。因此，随着医学技术的不断发展，动态血糖监测必将具有更广阔的应用前景。

六、小结

综上所述，血糖监测应通过更为合理的方式、个体化的监测频度和对结果有效的分析，使血糖监测成为患者与血糖管理者的高效工具，并成为管理血糖、防治并发症、提升患者生活质量的重要手段。

【互动小问题】

1. 监测和评估血糖控制情况的方法包括（　　　）

A. 糖化血红蛋白监测　　　　　B. 毛细血管血糖监测

C. 糖化白蛋白监测　　　　　　D. 动态血糖监测

2. 以下哪些因素可能影响血糖检测的准确性？（　　　）

A. 水杨酸　　　　B. 温度　　　　C. 血细胞比容

D. 校正码未调整　　E. 采血量不足

答案：1. ABCD；2. ABCDE。

参考文献

[1] 中华医学会内分泌学分会. 糖尿病患者血糖波动管理专家共识 [J]. 药品评价, 2017, 14 (17): 5-8, 14.

[2] 邓明群, 周丽媛, 翟笑, 等. 扫描式葡萄糖监测系统中目标范围时间与糖化血红蛋白的相关性 [J]. 协和医学杂志, 2021, 12 (4): 526-530.

[3] 中华医学会糖尿病学分会微血管并发症学组. 中国糖尿病肾脏疾病防治临床指南 [J]. 中华糖尿病杂志, 2019, 11 (1): 15-28.

[4] 贾伟平, 陈莉明. 中国持续葡萄糖监测临床应用指南 (2017年版) [J]. 中华糖尿病杂志, 2017, 9 (11): 667-675.

[5] 中华医学会内分泌学分会. 中国成人住院患者高血糖管理目标专家共识 [J]. 中华内分泌代谢杂志, 2013, 29 (3): 189-195.

[6] 中华医学会糖尿病学分会. 中国2型糖尿病防治指南 (2020年版) [J]. 国际内分泌代谢杂志, 2021, 13 (4): 482-548.

[7] 蔡玉立, 易波, 陈小琳, 等. 动态血糖监测技术与临床研究进展 [J]. 中国糖尿病杂志, 2021, 29 (12): 933-940.

[8] 中华医学会糖尿病学分会. 中国血糖监测临床应用指南 (2021年版) [J]. 中华糖尿病杂志, 2021, 13 (10): 936-948.

[9] 王恬, 陆海英, 王成浩, 等. 老年糖尿病患者持续血糖监测的研究进展 [J]. 中华护理杂志, 2021, 56 (5): 705-709.

[10] 莫一菲, 包玉倩. 《中国血糖监测临床应用指南 (2021年版)》解读 [J]. 中华糖尿病杂志, 2021, 13 (10): 926-929.

[11] 王玉栋, 傅桂芬, 李湘, 等. 连续血糖监测不同时长对糖尿病患者血糖控制效果的Meta分析 [J]. 中华护理杂志, 2022, 57 (15): 1839-1846.

[12] 侯新国. 血糖监测从点到曲线的路, 我们有哪些误区 [J]. 中华糖尿病杂志, 2019, 12 (8): 562-564.

[13] 张雅文, 张琼月, 陶珺珺, 等. 基于动态血糖监测系统的2型糖尿病患者低血

糖发作的相关因素［J］. 复旦学报（医学版），2021，48（5）：637-647.

［14］彭艳琼，谢楠，敬敏，等. 基于信息化血糖监测系统建立血糖基准报告研究
［J］. 中国全科医学，2021，24（33）：4255-4260.

［15］刘芷谷，姚斌，林倍思，等. 自我血糖监测中血糖波动指标与平均血糖波动幅
度的相关性研究［J］. 中华糖尿病杂志，2021，13（5）：476-481.

［16］陈莉明. 技术引领科研，循证助力指南：血糖监测研究新进展［J］. 中华糖尿
病杂志，2020，12（1）：21-24.

（彭　一　董陆玲　姚　倩　徐　囡）

口服葡萄糖耐量试验操作步骤、结果解读及注意事项

阅读要点提示

- 葡萄糖耐量是人体对其所摄入葡萄糖的处置调控能力。
- 口服葡萄糖耐量试验（OGTT）是一种葡萄糖负荷试验，可以检测机体对血糖的调节能力，判断受试者是否存在糖调节异常。
- 口服葡萄糖耐量试验目前在临床上主要用于糖尿病前期的筛查及糖尿病的诊断。

一、OGTT概述

1. 葡萄糖耐量是指机体对血糖浓度的调节能力。葡萄糖耐量试验分为口服葡萄糖耐量试验和静脉葡萄糖耐量试验（IVGTT）。临床上以OGTT最为常见。

2. OGTT是一种葡萄糖负荷试验，通过观察口服一定量的无水葡萄糖后不同时间点血糖浓度变化，用以了解胰岛β细胞功能和机体对血糖的调节能力，为不同原因所导致的糖代谢异常疾病的诊断、治疗提供参考。临床上同时也可通过测量血清胰岛素和C肽水平，用于了解胰岛β细胞的储备功能。

二、OGTT的操作步骤

（一）试验前准备

1. 医嘱　医生开具"糖耐量试验"医嘱时，一定注意要有相应说明，标注"口服75g葡萄糖粉"或"馒头餐"。

2. 物品准备

（1）采血管准备（图1-3）：葡萄糖测定一般用灰盖管，同一时间的胰岛

素测定和C肽测定可使用同一个黄盖管。灰盖管内含有氟化钠/草酸钾,该物质可使血糖浓度在室温条件下保持24小时稳定。这样可以抽完全部时间段的血再送检,不会因葡萄糖酵解而影响结果。

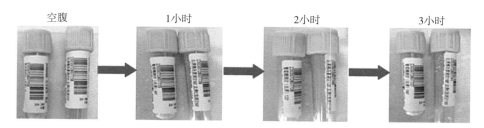

图1-3　糖耐量试验采血管

（2）葡萄糖粉剂/馒头餐准备（图1-4）:葡萄糖粉剂75g,服前用水冲开。进行馒头餐试验时,可让患者或家属准备100g白面粉做成的馒头,熟重为140～150g。

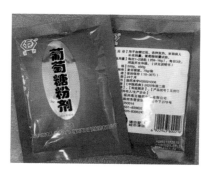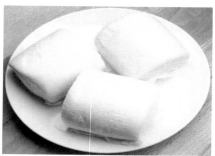

图1-4　葡萄糖粉剂/馒头餐

3. 患者准备

（1）试验前3天,每日碳水化合物摄入量不少于150g。

（2）禁食8～10小时,不禁水。

（3）试验前停用可能影响OGTT的药物（如避孕药、利尿药或苯妥英钠）3～7天。

（二）试验过程

1. 晨起7:00～9:00开始（受试者空腹8～10小时）,口服溶于300ml

水的无水葡萄糖粉剂75g，糖水在5分钟内服完。馒头在10分钟内吃完，同时饮用200～300ml水。

2. 血标本采集时间：空腹抽血一次；从服糖或者吃馒头第一口开始计时起，0.5小时（该时间段为选项）、1小时、2小时、3小时分别抽血。

3. 在试验过程中，嘱患者不饮茶及咖啡，不吸烟，不做剧烈运动，但也无须绝对卧床。

4. 在此过程中若患者出现低血糖反应，应立即停止试验，并予以相应处置。采血后尽早将标本送检。

三、OGTT的注意事项

（一）试验前注意事项

1. 试验前3天，患者可以正常进食，每天饮食中碳水化合物含量不应低于150g，因过分节食可造成人为的"糖耐量减低"。

2. 试验前患者需停用一切可能影响血糖的药物，个别药物可能影响OGTT的结果判定，检查前应停用3天以上（升高血糖的药物包括噻嗪类、糖皮质激素、醛固酮、肾上腺素、去甲肾上腺素、呋塞米、女性避孕药、吲哚美辛、氯丙嗪、苯妥英钠和生长激素等。降低血糖的药物包括磺脲类、双胍类、对氨基水杨酸、异烟肼、单胺氧化酶抑制剂、抗甲状腺药物、普萘洛尔、丙磺舒等）。

3. 试验前晚餐后禁食8～10小时，但必须进晚餐。

4. 试验前或试验过程中，要求患者不做剧烈运动，不饮浓茶、咖啡等刺激性饮料，不吸烟，不饮酒。保持心情平静，避免精神刺激使血糖升高。

5. 试验过程中不得进食，但不绝对限制饮水，口渴时可以适量喝少量白开水（起到润喉作用即可）。

6. 行胃切除术患者术后肠道对葡萄糖的吸收会加快，而患有严重肝病等患者肝脏不能相应快速摄取葡萄糖，故上述两种情况均不适宜做OGTT，可采用IVGTT。

7. 避免在应激状态下做糖耐量试验，患者如有发热、感染、手术、急性心肌梗死、脑卒中等情况，应在应激过后方可进行OGTT检查。

（二）试验后注意事项

1. 为保证血糖结果准确，血标本应在抽取后尽快送检。

2. 试验结束后要及时进食补充糖分，以免发生低血糖。

3. 抽血后需要在针孔处局部按压3～5分钟，避免揉搓造成皮下血肿。若局部出现淤血，24小时后用温热毛巾湿敷，以促进吸收。

四、OGTT的结果解读

见表1-1和表1-2。

表1-1　糖代谢状态的分类（WHO，1999年版）

糖代谢分类	静脉血浆葡萄糖/（mmol/L）	
	空腹血糖	糖负荷后2小时血糖
正常血糖	<6.1	<7.8
空腹血糖受损（IFG）	≥6.1，<7.0	<7.8
糖耐量减低（IGT）	<7.0	≥7.8，<11.1
糖尿病	≥7.0	≥11.1

注：空腹血糖受损和糖耐量减低统称为糖调节受损，又称糖尿病前期；空腹血糖正常参考范围下限通常为3.9mmol/L。

表1-2　糖尿病的诊断标准

诊断标准	静脉血浆葡萄糖或HbA1c水平
典型的糖尿病症状	
加随机血糖水平	≥11.1mmol/L
或加空腹血糖水平	≥7.0mmol/L
或加OGTT 2小时血糖水平	≥11.1mmol/L
或加HbA1c水平	≥6.5%
无糖尿病典型症状者，需改日复查再确认	

注：OGTT为口服葡萄糖耐量试验；HbA1c为糖化血红蛋白。典型糖尿病症状包括烦渴、多饮、多尿、多食、不明原因体重下降；随机血糖是指不考虑上次用餐时间，一天中任意时间的血糖，不能用来诊断空腹血糖受损或糖耐量减低；空腹状态是指至少8小时没有进食热量。

（一）糖耐量正常

1. 正常人空腹血糖在3.9 ～ 6.1mmol/L（不超过6.1mmol/L）；餐后0.5 ～ 1小时血糖达高峰，但不超过11.1mmol/L；餐后2小时血糖在3.9 ～ 7.8mmol/L（不超过7.8mmol/L）；餐后3小时血糖恢复至空腹水平（3.9 ～ 6.1mmol/L）。

2. 当静脉空腹血糖＜6.1mmol/L，OGTT 2小时血糖＜7.8mmol/L，说明人体对进食葡萄糖后的血糖调节能力正常，为糖耐量正常。

（二）糖调节受损

1. 空腹血糖受损（IFG）　空腹血糖≥6.1mmol/L，但＜7.0mmol/L，而餐后血糖正常，说明人体对进食葡萄糖后的血糖调节能力尚好，但对空腹血糖调节能力下降。

2. 糖耐量减低（IGT）　空腹血糖正常，而餐后2小时血糖≥7.8mmol/L，但＜11.1mmol/L，说明人体对葡萄糖的调节能力轻度下降。

3. 空腹血糖受损（IFG）和糖耐量减低（IGT）两种情况并存　即IFG＋IGT，此类人群若不加以干预，任其发展，64.5%的个体将会在6年内转变为糖尿病。

（三）糖尿病

当静脉空腹血糖≥7.0mmol/L或OGTT 2小时血糖≥11.1mmol/L，说明人体处理进食后葡萄糖的能力明显降低，已达到糖尿病的诊断标准。

【互动小问题】

1. 口服葡萄糖粉进行葡萄糖耐量试验，应选用（　）无水葡萄糖粉剂

A. 82.5g   B. 100g

C. 75g   D. 150g

2. 关于OGTT，下列说法错误的是（　）

A. 试验前晚餐后禁食8 ～ 10小时，但必须进晚餐

B. 进行馒头餐试验时，需要准备100g面粉做成的花卷，熟重为140 ～ 150g

C. 当静脉空腹血糖＜6.1mmol/L，OGTT 2小时血糖＜7.8mmol/L，说明

　　　　人体对进食葡萄糖后的血糖调节能力正常，为糖耐量正常

　　D. 当静脉空腹血糖≥7.8mmol/L或OGTT 2小时血糖≥11.1mmol/L，说明人体处理进食后葡萄糖的能力明显降低，已达到糖尿病的诊断标准

　　答案：1. C；2. BD。

参考文献

［1］JIANG Y，CUI S，ZHANG R，et al. Shift of glucose peak time during oral glucose tolerance test is associated with changes in insulin secretion and insulin sensitivity after therapy with antidiabetic drugs in patients with Type 2 diabetes ［J］. Diabetes Therapy: Research, Treatment and Education of Diabetes and Related Disorders，2021，12（9）：2437-2450.

［2］《中国老年2型糖尿病防治临床指南》编写组. 中国老年2型糖尿病防治临床指南（2022年版）［J］. 中国糖尿病杂志，2022，30（1）：2-51.

［3］TOMMERDAHL K L，BRINTON J T，VIGERS T，et al. Delayed glucose peak and elevated 1-hour glucose on the oral glucose tolerance test identify youth with cystic fibrosis with lower oral disposition index ［J］. Cystic Fibrosis: Official Journal of the European Cystic Fibrosis Society，2021，20（2）：339-345.

［4］KOJI K，JUNICHI O，EIJIRO Y，et al. Outcome of glucose tolerance condition in patients with normal glucose tolerance with either persistently high or low 1-h postchallenge glucose levels in 75g oral glucose tolerance test ［J］. Inter J Diabetes in Developing Countries，2022，42（4）：652-656.

［5］YILDIRIM M，KOSUS A，KOSUS N，et al. Can either oral glucose challenge test or oral glucose tolerance test parameters predict gestational diabetes mellitus？ ［J］. International Journal of Diabetes in Developing Countries，2017，37（2）：112-115.

[6] BEREZOWSKY A, RABAN O, AVIRAM A, et al. Abnormal glucose challenge test in absence of oral glucose tolerance test-are there consequences？ [J]. Journal of Obstetrics and Gynaecology: The Journal of the Institute of Obstetrics and Gynaecology, 2021, 41（8）: 1216-1219.

[7] 杨叔禹. 国家糖尿病基层中医防治管理指南（2022）[J]. 中医杂志, 2022, 63（24）: 2397-2414.

[8] PRATT-PHILLIPS S, GEOR R J, MCCUTCHEON L J. Comparison among the euglycemic hyperinsulinemic clamp, insulin-modified frequently sampled intravenous glucose tolerance test, and oral glucose tolerance test for assessment of insulin sensitivity in healthy standardbreds [J]. American Journal of Veterinary Research, 2015, 76（1）: 84-91.

[9] 中华医学会糖尿病分会. 中国2型糖尿病防治指南（2020年版）（上）[J]. 中国实用内科杂志, 2021, 41（8）: 668-695.

（张晨霞　刘师伟）

糖化血红蛋白与血糖检测结果
不符需考虑哪些情况

阅读要点提示

● 糖化血红蛋白（HbA1c）水平主要取决于血葡萄糖浓度。

● HbA1c反映机体过去2～3个月的平均血糖水平，具有重要意义。

● 除血糖外，HbA1c检测结果还受血红蛋白的类型及水平、红细胞寿命、种族、药物、妊娠、检测手段等多个因素的影响。

● 若HbA1c与血糖检测结果不符，需考虑到上述影响因素，并结合患者病情具体分析。

一、什么是HbA1c

糖化血红蛋白是指红细胞中血红蛋白与葡萄糖持续且不可逆地进行非酶促蛋白糖基化反应的产物，其水平主要取决于血液中葡萄糖的浓度，也与血红蛋白和葡萄糖接触的时间长短有关。

二、测定HbA1c的意义

HbA1c是糖化血红蛋白中的一个重要亚型，反映机体过去2～3个月的平均血糖水平，用于诊断糖尿病和监测治疗效果。HbA1c≥6.5%是糖尿病的诊断标准之一，而对于一般成人2型糖尿病患者来说，HbA1c水平需要控制在7%以下。

三、HbA1c检测的影响因素

1. 血糖　一般来说，测定前30天内的血糖水平对当前HbA1c结果的血糖贡献率为50%，再之前1个月的血糖对其贡献率为25%。因此，机体过去2～3个月的血糖水平会影响当前HbA1c的结果，而相比之下最近1～2个月内的血糖水平影响更大。

2. 血红蛋白的类型及水平　异常血红蛋白病如镰状细胞贫血、β地中海贫血等通常会导致含量较少的血红蛋白HbA2和HbF增加，从而干扰一些HbA1c检测方法的准确性。目前许多检测方法可以对大部分常见的血红蛋白亚型进行校正，但部分方法的检测结果仍会受干扰。此外，对于血红蛋白水平偏离正常范围太大的人群，所测得的HbA1c并不能真实地反映平均血糖水平。

3. 红细胞寿命　红细胞寿命的改变会影响HbA1c水平。如溶血性贫血、活动性出血的情况下，偏幼稚的红细胞比例增加，而幼稚的红细胞暴露于血浆葡萄糖的时间短、位点少，所测得的HbA1c偏低。相反，如脾切除术后、再生障碍性贫血等情况下，红细胞清除障碍或网织红细胞生成减少，所测得的HbA1c浓度偏高。

4. 种族　不同种族间的HbA1c水平可能会存在差异。有研究显示，美国的亚裔、西班牙裔、非裔的HbA1c水平高于白种人。造成这种差异的原因可能是一些非血糖遗传因素，与血糖无关。

5. 药物　维生素C和维生素E、大剂量水杨酸盐、利巴韦林、红细胞生成素等药物均会影响糖化血红蛋白的检测结果。维生素C和维生素E可以抑制血红蛋白的糖基化，从而使HbA1c结果偏低；大剂量水杨酸盐和利巴韦林会使红细胞寿命缩短，从而使HbA1c的检测结果偏低；红细胞生成素使幼稚红细胞比例增加，使测得的HbA1c水平也会偏低。

6. 妊娠　女性在妊娠期间血容量增加，血红蛋白水平降低，因此其HbA1c水平较非妊娠时降低，不能真实反映平均血糖水平。

7. 检测手段　HbA1c的检测方法一般是基于不同类型的糖化血红蛋白所带电荷不同或其基团结构不同。因此，当糖化血红蛋白遗传学异常或生化修饰异常时，不同的检测方法所测定的HbA1c结果可能也不同。

四、HbA1c与血糖检测结果不符的原因

1. 红细胞寿命异常 在慢性溶血性贫血（如地中海贫血、葡萄糖-6-磷酸脱氢酶缺乏症等），因铁剂、维生素B_{12}或叶酸缺乏而接受相应的治疗，以及使用红细胞生成素治疗等的患者中，红细胞快速更新会导致新生成的红细胞比例过高，使HbA1c假性偏低；而像维生素B_{12}或叶酸缺乏的贫血患者中，因衰老的红细胞偏多，会使HbA1c假性偏高。

2. 血红蛋白变异 部分HbA1c的检测方法会受变异的血红蛋白影响，有些患者可能需要用某种特异的HbA1c检测方法或不适合HbA1c检测。

3. 血糖波动 若患者在检测间期（未监测血糖的时间段）血糖较低，如出现夜间低血糖，HbA1c则低于根据血糖检测结果估计的预期值；若患者在检测间期血糖较高，如餐后血糖峰值较高、就诊前血糖得到短暂控制等，HbA1c则高于根据血糖检测结果估计的预期值。

4. 其他 如药物、检测手段缺陷、输血等因素均会造成HbA1c值与血糖结果不符。

HbA1c是用于诊断糖尿病和监测治疗效果的重要临床指标，也是最常用于估计平均血糖的临床指标。当其与血糖检测结果不符时，需考虑血糖波动、红细胞或血红蛋白异常、药物干扰、检测手段问题等影响，对患者的病情做出准确的判断。在HbA1c检测不可靠或不可用时，果糖胺和糖化白蛋白（反映机体2～3周内的平均血糖）检测、动态血糖监测可能是有用的替代指标。

【互动小问题】

以下可能造成HbA1c的检测结果低于测得的血糖水平的情况有（　　）

A. 大量摄入维生素C

B. 妊娠

C. 缺铁性贫血补铁治疗

D. 再生障碍性贫血

E. 未发现的夜间低血糖

答案：ABCE。

参考文献

[1] 中华医学会糖尿病学分会. 中国2型糖尿病防治指南（2020年版）［J］. 中华糖尿病杂志, 2021, 13（4）: 315-409.

[2] TAHARA Y, SHIMA K. The response of GHb to stepwise plasma glucose change over time in diabetic patients［J］. Diabetes Care, 1993, 16（9）: 1313-1314.

[3] ROBERTS W L, SAFAR-POUR S, DE B K, et al. Effects of hemoglobin C and S traits on glycohemoglobin measurements by eleven methods［J］. Clin Chem, 2005, 51（4）: 776-778.

[4] KUTTER D, THOMA J. Hereditary spherocytosis and other hemolytic anomalies distort diabetic control by glycated hemoglobin［J］. Clin Lab, 2006, 52（9-10）: 477-481.

[5] SELVIN E, STEFFES M W, BALLANTYNE C M, et al. Racial differences in glycemic markers: a cross-sectional analysis of community-based data［J］. Ann Intern Med, 2011, 154（5）: 303-309.

[6] BERGENSTAL R M, GAL R L, CONNOR C G, et al. Racial Differences in the Relationship of Glucose Concentrations and Hemoglobin A1c Levels［J］. Ann Intern Med, 2017, 167（2）: 95-102.

[7] NG J M, COOKE M, BHANDARI S, et al. The effect of iron and erythropoietin treatment on the A1c of patients with diabetes and chronic kidney disease［J］. Diabetes Care, 2010, 33（11）: 2310-2313.

[8] BRY L, CHEN P C, SACKS D B. Effects of hemoglobin variants and chemically modified derivatives on assays for glycohemoglobin［J］. Clin Chem, 2001, 47（2）: 153-163.

[9] CAMARGO J L, STIFFT J, GROSS J L. The effect of aspirin and vitamins

C and E on HbA1c assays [J]. Clin Chim Acta, 2006, 372 (1-2): 206-209.

[10] RADDER J K, VAN Roosmalen J. HbA1c in healthy, pregnant women[J]. Neth J Med, 2005, 63 (7): 256-259.

[11] JURASCHEK S P, STEFFES M W, SELVIN E. Associations of alternative markers of glycemia with hemoglobin A (1c) and fasting glucose [J]. Clin Chem, 2012, 58 (12): 1648-1655.

（赵　瑜　武晓泓）

如何解读胰岛素和C肽释放试验

阅读要点提示

- 通过胰岛素和C肽释放试验反映胰岛β细胞的分泌和储备功能，判断糖尿病分型及指导治疗。
- 常见胰岛素和C肽释放曲线的类型如下。

（1）释放曲线居高不下：糖尿病前期。

（2）释放曲线高峰延迟：典型的2型糖尿病（T2DM）。

（3）释放曲线低平、无高峰出现：1型糖尿病（T1DM）、成人隐匿性自身免疫性糖尿病（LADA）或晚期T2DM患者。

胰岛素和C肽释放试验通过受试者空腹时定量口服葡萄糖粉剂（或馒头餐），使血糖升高，刺激胰岛β细胞释放胰岛素和C肽，测定空腹及口服葡萄糖后不同时间点的血浆胰岛素及C肽的水平及变化，来了解胰岛β细胞的分泌和储备功能，有助于判断糖尿病的临床分型及评价临床胰岛素治疗效果。此外，C肽的测定不受外源性胰岛素的影响，对于胰岛素治疗的患者，C肽的变化更能反映胰岛β细胞的功能。

一、胰岛素和C肽释放试验流程

在未摄入任何食物8～10小时的前提下，采血检测受试者空腹胰岛素和C肽水平，随后将75g无水葡萄糖粉剂溶解于300ml水中，让受试者5分钟内喝完（或进食100g白面粉制作的馒头），使血糖升高，刺激胰岛β细胞释放胰岛素和C肽，并从第一口葡萄糖或馒头开始计时，测定30分钟、60分钟、90分钟、120分钟、180分钟时的血浆胰岛素和C肽水平。

二、胰岛素和C肽释放试验的注意事项

1. 停用可能影响糖代谢的药物　试验前3～7天停用可能影响糖代谢的药物，如糖皮质激素、避孕药、噻嗪类利尿药、磺胺类药物、普萘洛尔等。

2. 控制碳水化合物的摄入　受试者自试验前3天起，每日碳水化合物摄入不应小于150g，但控制在250～300g，以满足正常活动需求。

3. 空腹血糖<10mmol/L　一般要求受试者空腹指尖血糖<10mmol/L，由于高血糖的毒性作用，胰岛素和C肽分泌受抑制，影响检测结果的真实性。同时，在血糖较高情况下口服葡萄糖可进一步升高血糖，有诱发糖尿病酮症酸中毒的风险。

4. 其他　在试验过程中，受试者不应饮茶、咖啡，不吸烟，不做剧烈运动，保持心情平静，避免精神刺激。

三、胰岛素释放试验结果解读

（一）正常人

特点：空腹基础血浆胰岛素为5～20mU/L，口服葡萄糖30～60分钟后达峰值（基础值的5～10倍），3小时后胰岛素恢复至基础水平。

（二）糖尿病前期

1. 特点　空腹胰岛素水平比正常人高，口服葡萄糖后明显升高，3小时后胰岛素水平仍然居高不下，即胰岛素分泌曲线一直高于正常水平，而且糖耐量试验提示糖调节受损（IFG、IGT或IFG＋IGT），此为糖尿病前期。

2. 治疗　生活方式干预、饮食运动指导，以积极减轻体重为主，必要时辅以胰岛素增敏剂治疗。

（三）T2DM

1. 特点　空腹胰岛素水平正常或高于正常，口服葡萄糖后峰值延迟，可能2小时达到高峰，即胰岛素分泌高峰延迟，3小时不能降至正常水平。

2. 治疗　联合生活方式管理，口服降糖药治疗，随着病程的延长，患者胰岛β细胞功能逐渐衰竭，最终需依赖胰岛素治疗。

（四）T1DM/晚期T2DM/LADA

1. 特点　胰岛素分泌曲线处于较低且基本呈平直状态，口服葡萄糖后释放曲线上升平缓，几乎呈一条直线，无峰值的特点，糖耐量试验提示为典型的糖尿病患者（图1-5）。

2. 治疗　应用胰岛素治疗为主。

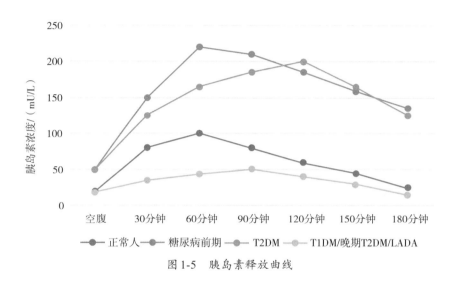

图1-5　胰岛素释放曲线

四、C肽释放试验结果的解读及临床意义

（一）正常人

特点：空腹C肽水平为0.4～1.5nmol/L（1.1～4.4ng/ml），口服葡萄糖后30～60分钟分泌达高峰（为基础值的5～6倍），3小时后C肽水平恢复至基础水平。

（二）糖尿病前期

1. 特点　空腹C肽水平升高，峰值在0.5～1小时出现，峰值为空腹血糖水平的5倍以上，但3小时仍为较高水平，没有回落到空腹水平。

2. 治疗　生活方式干预、饮食运动指导，以积极减轻体重为主，必要时辅以胰岛素增敏剂治疗。

（三）典型的T2DM

1. **特点** 空腹C肽水平可以正常、偏高或偏低，口服葡萄糖后释放曲线上升迟缓，高峰延迟，在3小时后释放曲线仍然没有回落到空腹水平。

2. **治疗** 联合生活方式管理，口服降糖药治疗，随着病程延长，胰岛β细胞功能逐渐衰竭，最终依赖胰岛素治疗。

（四）T1DM/晚期T2DM/LADA

1. **特点** 空腹C肽水平偏低，口服葡萄糖后上升平缓，几乎呈一条直线，无峰值特点（图1-6）。

2. **治疗** 应用胰岛素治疗为主。

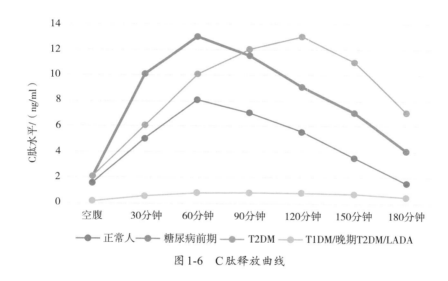

图1-6 C肽释放曲线

C肽释放试验结果可以反映胰岛β细胞的分泌功能，尤其是使用胰岛素治疗的患者；对糖尿病的分型和低血糖的鉴别有指导意义；可监测胰腺手术后的疗效，作为残存胰岛β细胞分泌功能的定量指标；用于了解移植后胰岛β细胞的分泌功能；评估肝肾功能；判断胰岛素瘤手术效果。

【互动小问题】

1. 对糖尿病分型最有价值的检查是（　　）

A. 空腹血糖＋胰岛素

B. 餐后血糖＋胰岛素

C. 75g 口服葡萄糖耐量试验＋胰岛素或 C 肽释放试验

D. 糖化血红蛋白

E. 餐后血糖＋C 肽释放试验

2. C 肽测定的意义包括（　　）

A. 评估空腹低血糖　　　　　　B. 评价患者胰岛素分泌状况

C. 鉴别糖尿病类型　　　　　　D. 监测胰腺手术后效果

E. 诊断糖尿病并发症

答案：1. C；2. ABCD。

参考文献

[1] 母义明，窦京涛，吕朝晖，等. 实用临床内分泌诊疗手册 [M]. 吉林：吉林大学出版社，2016.

[2] 郑寿松. 胰岛 β 细胞功能评定中简易胰岛素释放试验的应用分析 [J]. 中国医学创新，2018，15（22）：111-114.

[3] 韩光宇，徐湛，拾莉，等. 2 型糖尿病和糖耐量受损患者血清胰岛素 C 肽释放试验结果分析 [J]. 中国校医，2016，30（7）：541-543.

[4] HERZBERG-SCHÄFER S A, STAIGER H, HENI M, et al. Fritsche, Evaluation of fasting state-/oral glucose tolerance test-derived measures of insulin release for the detection of genetically impaired β-cell function [J]. PLoS One, 2010, 5: e14194.

[5] BUZZETTI R, TUOMI T, MAURICIO D, et al. Leslie, Management of Latent Autoimmune Diabetes in Adults: A Consensus Statement From

an International Expert Panel [J]. Diabetes, 2020, 69: 2037-2047.

[6] JONES A G, HATTERSLEY A T. The clinical utility of C-peptide measurement in the care of patients with diabetes [J]. Diabet Med, 2013, 30: 803-817.

（刘建萍）

以二甲双胍为基础的2型糖尿病患者口服降糖药二联治疗的活学妙用锦囊

阅读要点提示

● 国内外糖尿病诊治指南中均推荐二甲双胍作为2型糖尿病患者控制高血糖的一线用药和药物联合中的基本用药，如在生活方式干预基础上单独使用二甲双胍治疗而血糖仍未达标，则应进行以二甲双胍为基础的口服降糖药（OAD）二联治疗。

● 以二甲双胍为基础的OAD二联治疗方案包括：二甲双胍基础上联合使用胰岛素促泌剂或α-葡萄糖苷酶抑制剂或噻唑烷二酮类（TZDs）或二肽基肽酶4（DPP-4）抑制剂或钠-葡萄糖共转运蛋白2（SGLT2）抑制剂。

● 以二甲双胍为基础的OAD二联治疗方案的制订可根据患者病情特点综合决定，应着重考虑患者HbA1c水平，是否合并动脉粥样硬化性心血管疾病或心血管高风险因素，是否合并慢性肾脏病（CKD）或心力衰竭，是否存在低血糖发生风险、体重增加，以及患者经济条件和药物可及性，患者依从性等因素。

一、OAD二联治疗的必要性与应用原则

（一）OAD二联治疗的必要性

我国18岁及以上人群糖尿病的患病率为11.2%，患病人数居全球首位，其中90%以上为2型糖尿病（T2DM）。T2DM是一种进展性疾病，随着病程的进展，血糖有逐渐升高的趋势，控制高血糖的治疗强度也应随之加强。如T2DM

患者单独使用二甲双胍治疗而血糖未达标，则应进行OAD二联治疗。

（二）二联治疗的药物应用原则

二联治疗可根据患者病情特点选择。如果患者低血糖风险较高或发生低血糖的危害大（如独居老人、驾驶者等）则尽量选择不增加低血糖风险的药物，如α-葡萄糖苷酶抑制剂、TZD、DPP-4抑制剂、SGLT2抑制剂。如果患者需要降低体重，则选择有体重降低作用的药物，如SGLT2抑制剂。如果患者HbA1c距离目标值较大，则选择降糖作用较强的药物，如胰岛素促泌剂。合并动脉粥样硬化性心血管疾病或心血管风险高危的T2DM患者，不论其HbA1c是否达标，只要没有禁忌证，都应在二甲双胍的基础上加用具有动脉粥样硬化性心血管疾病获益证据的SGLT2抑制剂。合并慢性肾脏病或心力衰竭的T2DM患者，不论其HbA1c是否达标，只要没有禁忌证，都应在二甲双胍的基础上加用SGLT2抑制剂。老年人T2DM患者应选择安全、简便的OAD二联降糖方案，如在二甲双胍的基础上加用DPP-4抑制剂。

二、二甲双胍的作用机制与其一线地位

（一）二甲双胍的作用机制

目前临床上使用的双胍类药物主要是盐酸二甲双胍。双胍类药物的主要药理作用是通过减少肝脏葡萄糖的输出和改善外周胰岛素抵抗而降低血糖。对临床试验的系统评价结果显示，二甲双胍的降糖疗效（去除安慰剂效应后）为HbA1c下降1.0%～1.5%，并可减轻患者体重。单独使用二甲双胍不增加发生低血糖的风险，但二甲双胍与胰岛素或胰岛素促泌剂联合使用时可增加发生低血糖的风险。

（二）使用二甲双胍的注意事项

1. 二甲双胍的主要不良反应　为胃肠道反应。从小剂量开始并逐渐加量是减少其不良反应的有效方法。

2. 双胍类药物的禁忌人群　①禁用于10岁以下儿童、妊娠及哺乳期妇女，可造成组织缺氧的疾病，尤其是急性疾病或慢性疾病的恶化（如失代偿性心力衰竭、呼吸衰竭、近期发作的心肌梗死和休克），严重感染和外伤、外科

大手术，临床上有低血压和缺氧等情况时，任何急性代谢性酸中毒（包括乳酸酸中毒、糖尿病酮症酸中毒），糖尿病昏迷前期，急性酒精中毒、酗酒，维生素 B_{12} 及叶酸缺乏未纠正者。②禁用于对双胍类药物过敏者。③禁用于严重的肾衰竭［估算的肾小球滤过率（eGFR）＜45ml/（min·1.73m²）］患者。

3. 造影检查（如使用碘化对比剂时）　应暂时停用二甲双胍，在检查完毕至少48小时且复查肾功能无恶化后可继续用药。

4. 长期服用二甲双胍可引起维生素 B_{12} 水平下降　长期使用二甲双胍者可每年测定1次血清维生素 B_{12} 水平，如缺乏者应适当补充维生素 B_{12}。

（三）二甲双胍的一线地位

国内外糖尿病诊治指南中均推荐二甲双胍作为T2DM患者控制高血糖的一线用药和药物联合中的基本用药。推荐生活方式管理和二甲双胍作为T2DM患者高血糖的一线治疗。若无禁忌证，二甲双胍应一直保留在糖尿病的治疗方案中。

三、常用的OAD二联治疗方案

（一）二甲双胍联合磺脲类药物

1. 磺脲类药物的药理作用　可促进胰岛β细胞分泌胰岛素，提高体内胰岛素水平。

2. 建议使用人群　可作为二甲双胍单药治疗HbA1c不达标患者的替换治疗方案。

3. 不良反应　包括低血糖、体重增加。

4. 禁忌证　①有二甲双胍使用禁忌证的患者。②T1DM患者。③伴有急性并发症（酮症酸中毒/高渗状态）、感染、外伤、重大手术等应激情况的患者。④有严重肝肾功能不全者。⑤对该类药物过敏者。⑥对磺胺类药物过敏者。⑦儿童和未满18岁的青少年。⑧妊娠及哺乳期妇女。

5. 注意事项　①目前在我国上市的磺脲类药物主要为格列本脲、格列美脲、格列齐特、格列吡嗪和格列喹酮。磺脲类药物如果使用不当可导致低血糖，特别是对于老年患者和肝肾功能不全者；磺脲类药物还可导致体重增加。有肾功能轻度不全的患者如使用磺脲类药物宜选择格列喹酮。②从小剂量起始服药，谨防发生低血糖。

（二）二甲双胍联合格列奈类药物

1. 格列奈类药物的药理作用　可促进胰岛β细胞分泌胰岛素，增加体内胰岛素水平。

2. 建议使用人群　可作为二甲双胍单药治疗HbA1c不达标患者的替换治疗方案。

3. 不良反应　包括低血糖、体重增加。但低血糖的风险和程度较磺脲类药物轻。

4. 禁忌证　①有二甲双胍使用禁忌证的患者。②对格列奈类药物过敏者。③T1DM患者。④伴有急性并发症（酮症酸中毒/高渗状态）、感染、外伤、重大手术等应激情况的患者。⑤儿童和未满18岁的青少年。⑥妊娠及哺乳期妇女。

5. 注意事项　①格列奈类药物主要有瑞格列奈、那格列奈。格列奈类药物降糖效果与磺脲类药物相近，体重增加的风险相似，而低血糖风险较低。②该类药物需餐前服用，对患者用药依从性要求较高。格列奈类药物主要经肝脏代谢，可以用于肾功能不全的老年患者，无须调整剂量。

（三）二甲双胍联合噻唑烷二酮类

1. 噻唑烷二酮类的药理作用　增加机体对胰岛素作用的敏感性。

2. 建议使用人群　①可作为二甲双胍单药治疗HbA1c不达标患者的替换治疗方案。②尤其适用于伴有明显胰岛素抵抗的T2DM患者。

3. 不良反应　①水肿、体重增加。②与骨折、心力衰竭风险增加有关。

4. 禁忌证　①有二甲双胍使用禁忌证的患者。②心力衰竭：美国纽约心脏病协会（NYHA）心功能分级Ⅱ级及以上者。③严重骨质疏松和有骨折病史的患者。④活动性肝病或转氨酶升高超过正常值上限2.5倍者。⑤儿童和未满18岁的青少年。⑥妊娠及哺乳期妇女。

5. 注意事项　①目前常用的TZD有罗格列酮、吡格列酮。存在严重胰岛素抵抗的老年糖尿病患者可考虑选用该类药物，但该类药物可能导致患者体重增加、水肿、骨折和心力衰竭的风险增加，有充血性心力衰竭、骨质疏松、跌倒或骨折风险的老年患者应谨慎使用该类药物。②用药后如发生水肿，可减少钠盐摄入，必要时使用螺内酯和SGLT2抑制剂改善水肿，若严重水肿不消退应考虑停药。

（四）二甲双胍联合α-葡萄糖苷酶抑制剂

1. **建议使用人群**　①可作为二甲双胍单药治疗HbA1c不达标患者的替换治疗方案。②尤其适用于以碳水化合物为主要食物成分的餐后血糖升高的患者。

2. **不良反应**　主要有胃肠道反应（如腹胀、排气增多等）。

3. **禁忌证**　①有二甲双胍使用禁忌证的患者。②T1DM患者。③对该类药物过敏者。④有明显消化和吸收障碍的慢性胃肠道功能紊乱的患者，尤其是炎性肠病。⑤患有由于肠胀气而可能恶化疾病的患者。⑥严重肝病和肝硬化患者。⑦糖尿病伴酮症酸中毒/糖尿病高渗状态者。⑧严重肝肾功能不全者。⑨儿童和未满18岁的青少年。⑩妊娠及哺乳期妇女。

4. **注意事项**　①国内上市的α-葡萄糖苷酶抑制剂有阿卡波糖、伏格列波糖和米格列醇。该类药物的常见不良反应包括腹胀、腹泻、排气增多等胃肠道反应，在一定程度上可影响对老年人群的应用。②二甲双胍和α-葡萄糖苷酶抑制剂都有一定的胃肠道不良反应，联合应用可能增加胃肠道不良反应。为避免和减少胃肠道不良反应，建议两种药物从小剂量起始服用。③阿卡波糖可影响地高辛的生物利用度，需调整地高辛的剂量；避免同时服用考来烯胺、肠道吸附剂和消化酶类制剂，以免影响疗效；服用阿卡波糖治疗期间，蔗糖或含有蔗糖的食物常会引起腹部不适，甚至导致腹泻。

（五）二甲双胍联合DPP-4抑制剂

1. **DPP-4抑制剂的药理作用**　通过抑制二肽基肽酶4（DPP-4）减少胰高血糖素样肽-1（GLP-1）在体内失活，使内源性GLP-1水平升高。GLP-1以葡萄糖浓度依赖的方式增加胰岛素分泌，从而抑制胰高血糖素分泌。

2. **建议使用人群**　①可作为二甲双胍单药治疗HbA1c不达标患者的替换治疗方案。②现有治疗方案血糖控制虽然达标，但每天服药次数≥3次或存在低血糖发作时，可以换用二甲双胍联合DPP-4抑制剂，特别是对于老年患者。

3. 不良反应　总体不良反应发生率低，但可能出现超敏反应、头痛、上呼吸道感染等。

4. 禁忌证　①有二甲双胍使用禁忌证的患者。②T1DM。③对该类药物过敏者。④妊娠及哺乳期妇女。

5. 注意事项　①目前在国内上市的DPP-4抑制剂为西格列汀、沙格列汀、维格列汀、利格列汀和阿格列汀。②利格列汀在肝功能不全、沙格列汀在肝功能受损的患者中应用时无须调整药物剂量；西格列汀对轻至中度肝功能不全的患者无须调整剂量，阿格列汀慎用于肝病患者，维格列汀禁用于肝功能异常的患者（如血清ALT或AST超过正常值上限3倍或持续升高）。利格列汀可用于任何肾功能状态的老年患者，无须调整药物剂量，其余DPP-4抑制剂需根据肾功能调整剂量或停用。③有心力衰竭高风险患者避免使用沙格列汀联合使用二甲双胍。④在急性胰腺炎发病期间避免使用此药物。⑤不推荐儿童及18岁以下青少年使用。

（六）二甲双胍联合SGLT2抑制剂

1. SGLT2抑制剂的药理作用　抑制肾脏对葡萄糖的重吸收，降低肾糖阈，从而促进尿糖的排出。

2. 建议使用人群　①可作为二甲双胍单药治疗HbA1c不达标患者的替换治疗方案。②尤其适用于合并ASCVD及高危风险，或伴有超重/肥胖、高血压、心力衰竭、慢性肾脏病者。

3. 不良反应　①泌尿生殖系统感染，但多为轻至中度。②具有利尿作用，可能引起血容量不足（头晕、乏力、低血压等）。③胰岛功能较差或碳水化合物进食过少，可能引起血糖正常型酮症酸中毒。

4. 禁忌证　①有二甲双胍使用禁忌证的患者。②T1DM患者。③泌尿生殖系统感染未治愈者。④血容量不足，血压偏低者，体重指数（BMI）$< 18.5 kg/m^2$者。⑤对该SGLT2抑制剂类药物有严重过敏反应者。⑥重度肾功能损害、终末期肾病或需要透析的患者。⑦儿童和未满18岁的青少年。⑧妊

娠及哺乳期妇女。

5. 注意事项　①服用二甲双胍联合SGLT2抑制剂，除合并心力衰竭患者外，每天应增加饮水量800～1000ml，既促进排尿，又防止血容量下降。高血压患者血压＜120/75mmHg（1mmHg＝0.133kPa）时，可适当减少降压药物剂量。②注意外阴清洗及卫生。③尿酮体阳性（＋）时无须停药，尿酮体阳性（＋＋）及以上时要查明原因，必要时停药。④估算的肾小球滤过率（eGFR）＜45ml/（min·1.73m^2）的老年糖尿病患者不建议为改善血糖启用SGLT-2抑制剂，已用药者需按说明书减量，eGFR＜30ml/（min·1.73m^2）者停用。

四、总结

控制高血糖的策略是综合性的，包括生活方式管理、血糖监测、糖尿病教育和应用降糖药物等措施。医学营养治疗和运动治疗是生活方式管理的核心，是控制高血糖的基础治疗措施，应贯穿糖尿病管理的始终。国内外指南均推荐，当二甲双胍单药治疗血糖不达标时，应及时采用不同作用机制的药物联合治疗。其中OAD药物治疗推荐以二甲双胍为基础的二联治疗。对于血糖明显升高的新发T2DM患者，推荐两种降糖药物起始联合治疗。

【互动小问题】

1. 可用于和二甲双胍联合治疗T2DM的口服降糖药物包括（　　）

A. 磺脲类药物　　　　B. 格列奈类药物　　　C. α-葡萄糖苷酶抑制剂

D. TZD　　　　　　　E. DPP-4抑制剂　　　　F. SGLT2抑制剂

2. 合并慢性肾脏病或心力衰竭的T2DM的口服降糖药物优先选择（　　）

A. 磺脲类药物　　　　B. 格列奈类药物　　　C. α-葡萄糖苷酶抑制剂

D. TZD　　　　　　　E. DPP-4抑制剂　　　　F. SGLT2抑制剂

答案：1. ABCDEF；2. F。

参考文献

［1］LI Y, TENG D, SHI X, et al. Prevalence of diabetes recorded in mainland China using 2018 diagnostic criteria from the American Diabetes Association: national cross sectional study［J］. BMJ, 2020, 369: m997.

［2］中华医学会糖尿病学分会. 中国2型糖尿病防治指南（2020年版）［J］. 中华糖尿病杂志, 2021, 13（4）: 315-409.

［3］中华医学会糖尿病学分会. 中国2型糖尿病防治指南（2017年版）［J］. 中华糖尿病杂志, 2018, 10（1）: 4-67.

［4］苏青. 浅谈成人2型糖尿病患者糖化血红蛋白控制目标及达标策略［J］. 中华糖尿病杂志, 2020, 12（1）: 13-16.

［5］中华医学会糖尿病学分会, 中华医学会内分泌学分会. 中国成人2型糖尿病患者糖化血红蛋白控制目标及达标策略专家共识［J］. 中华糖尿病杂志, 2020, 12（1）: 1-12.

［6］中华医学会糖尿病学分会, 中华医学会内分泌学分会. 中国成人2型糖尿病合并心肾疾病患者降糖药物临床应用专家共识［J］. 中华糖尿病杂志, 2020, 12（6）: 369-381.

［7］American Diabetes Association. 9. Pharmacologic approaches to glycemic treatment: standards of medical care in diabetes-2021［J］. Diabetes Care, 2021, 44（Suppl 1）: S111-S124.

［8］中华医学会糖尿病学分会, 中华医学会内分泌学分会. 中国成人2型糖尿病患者糖化血红蛋白控制目标及达标策略专家共识［J］. 中华糖尿病杂志, 2020, 12（1）: 1-12.

［9］中华医学会, 中华医学会临床药学分会, 中华医学会杂志社, 等. 2型糖尿病基层合理用药指南［J］. 中华全科医生杂志, 2021, 20（6）: 615-630.

［10］国家老年医学中心, 中华医学会老年医学分会, 中国老年保健协会糖尿病专业

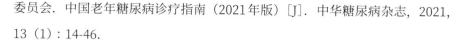

委员会. 中国老年糖尿病诊疗指南（2021年版）[J]. 中华糖尿病杂志, 2021, 13（1）: 14-46.

[11]《以二甲双胍为基础的固定复方制剂治疗2型糖尿病专家共识》编写组. 以二甲双胍为基础的固定复方制剂治疗2型糖尿病专家共识 [J]. 中华糖尿病杂志, 2022, 14（12）: 1380-1386.

[12] 中华医学会糖尿病学分会, 国家基层糖尿病防治管理办公室. 国家基层糖尿病防治管理指南（2022）[J]. 中华内科杂志, 2022, 61（3）: 249-262.

[13] 苏青. 中国2型糖尿病患者沙格列汀临床应用进展 [J]. 中华内分泌代谢杂志, 2015, （7）: 649-652.

[14] PAN X R, YANG W Y, LI G W, et al. Prevalence of diabetes and its risk factors in China, 1994. National Diabetes Prevention and Control Cooperative Group [J]. Diabetes Care, 1997, 20（11）: 1664-1669.

[15] 李立明, 饶克勤, 孔灵芝, 等. 中国居民2002年营养与健康状况调查 [J]. 中华流行病学杂志, 2005, 26（7）: 478-484.

[16] YANG W, LU J, WENG J, et al. Prevalence of diabetes among men and women in China [J]. N Engl J Med, 2010, 362（12）: 1090-1101.

[17] XU Y, WANG L, HE J, et al. Prevalence and control of diabetes in Chinese adults [J]. JAMA, 2013, 310（9）: 948-959.

[18] WENG J, ZHOU Z, GUO L, et al. Incidence of type 1 diabetes in China, 2010-13: population based study [J]. BMJ, 2018, 360: j5295.

[19] TANG X, YAN X, ZHOU H, et al. Prevalence and identification of type 1 diabetes in Chinese adults with newly diagnosed diabetes [J]. Diabetes Metab Syndr Obes, 2019, 12: 1527-1541.

[20] American Diabetes Association. 5. Facilitating behavior change and well-being to improve health outcomes: standards of medical care in diabetes-2021 [J]. Diabetes Care, 2021, 44（Suppl 1）: S53-S72.

[21] American Diabetes Association. 8. Obesity management for the treatment of type 2 diabetes: standards of medical care in diabetes-2021

　　　　〔J〕. Diabetes Care, 2021, 44（Suppl 1）: S100-S110.

[22] American Diabetes Association. Standards of medical care in
　　　　diabetes-2022〔J〕. Diabetes Care, 2022, 45（Suppl 1）: S135-S137.

（李　岚　徐建宾　申　晶）

2型糖尿病开始胰岛素治疗时机的活学妙用锦囊

阅读要点提示

- 有明显高血糖症状的新诊断的2型糖尿病或合并急性并发症者，应首选胰岛素治疗。
- 规范治疗3个月后，患者血糖水平仍未达到控制目标，应尽早开始胰岛素治疗。
- 糖尿病分型不明确时，可先选择胰岛素治疗。
- 糖尿病合并严重的慢性并发症时，应选择胰岛素治疗。
- 围手术期和妊娠期高血糖患者，可酌情选择胰岛素治疗。

胰岛素治疗是控制高血糖的重要手段。对于2型糖尿病患者来说，若口服降糖药效果不佳或存在口服药使用禁忌，需要使用胰岛素来控制高血糖，以减少糖尿病并发症的发生风险。

尽早启动胰岛素治疗能减轻胰岛β细胞的负荷，尽快纠正高血糖状态，迅速解除高糖毒性，改善胰岛素抵抗，保护其至逆转残存β细胞功能。尤其是病程较长的患者，胰岛素治疗可能是最主要的控制血糖措施。

一、哪些2型糖尿病患者需要开始胰岛素治疗

（一）新诊断的高血糖或合并急性并发症

对于HbA1c≥9.0%或空腹血糖≥11.1mmol/L的新诊断2型糖尿病患者，并伴有明显的"三多一少"的症状，或者合并糖尿病酮症，甚至糖尿病酮症酸中毒等急性代谢紊乱时，首选胰岛素治疗。对此类患者可考虑实施短期（2周至3个月）胰岛素强化治疗（每日多次皮下注射或持续皮下胰岛素输注）。待患者血糖得到良好控制和症状改善后，再根据病情确定后续的治疗方案。对于

短期胰岛素强化治疗未能诱导缓解的患者，是否继续使用胰岛素治疗或改用其他药物治疗，应由糖尿病专科医生根据患者的具体情况来确定。

（二）规范治疗后血糖控制不佳

当生活方式和口服降糖药（足量）联合治疗3个月后，2型糖尿病患者血糖仍控制不佳，或存在口服药使用禁忌时，则需要使用胰岛素治疗。在某些情况下，尤其是患者病程较长时，胰岛素治疗可能是最主要的，甚至是必需的控制血糖措施。2型糖尿病是一种慢性疾病，随着患病时间的延长，糖尿病患者胰岛 β 细胞分泌胰岛素的能力会逐渐下降，胰岛素抵抗的情况变得更加严重，到了一定阶段，单纯地依靠饮食、运动和口服降糖药物可能已经无法控制高血糖，此时注射胰岛素就成为一种必需手段。及时使用胰岛素或者联合口服降糖药的方法，血糖仍然可以得到良好的控制，进而降低发生糖尿病并发症的风险。

（三）糖尿病分型不明确

新诊断糖尿病患者难以分清是哪种类型的糖尿病，特别是与1型糖尿病难以鉴别时，可选用胰岛素治疗。待血糖得到良好控制、症状得到显著改善、确定分型后再制订后续的治疗方案。

（四）糖尿病严重慢性并发症

2型糖尿病患者合并严重慢性并发症时，如糖尿病肾病引起严重肾功能不全，糖尿病足伴有感染等，均应使用胰岛素治疗。

（五）围手术期

围手术期血糖的正确处理方法需要根据患者的具体情况进行个体化管理，同时需要内分泌科、外科、麻醉科及营养科进行沟通与协作。对于仅需单纯饮食治疗或小剂量口服降糖药即可使血糖控制达标的2型糖尿病患者，在接受小手术时，术中不需要使用胰岛素。

对于急诊手术患者，应给予胰岛素控制血糖，推荐胰岛素静脉滴注治疗。对于口服降糖药血糖控制不佳及接受大、中手术的患者，应及时改为胰岛素皮下注射，基础胰岛素联合餐时胰岛素可以有效改善血糖控制。在大、中手术术中，需静脉滴注胰岛素，并加强血糖监测。

术后患者如恢复正常饮食后可给予胰岛素皮下注射，推荐予以基础胰岛素联合餐时胰岛素的治疗方案，也可考虑使用胰岛素泵持续皮下胰岛素输注治疗，在血糖达标的同时可以减少血糖波动。如果患者不能进食，可仅给予基础胰岛素治疗。

（六）妊娠期高血糖

妊娠期高血糖患者经过生活方式管理和医学营养治疗后，血糖仍达不到妊娠期的血糖控制目标值时，或出现酮症，均需使用降糖药物。降糖药物首选胰岛素，因所有口服药物均缺乏长期安全性的数据。

（七）其他情况

若2型糖尿病合并严重感染、肝肾功能不全、脑梗死、心肌梗死、心力衰竭等严重疾病，也需要给予胰岛素治疗。

二、胰岛素治疗方案的选择

1. 2型糖尿病患者的胰岛素起始治疗可以采用每日1次基础胰岛素或每日1～2次预混胰岛素。

2. 预混胰岛素治疗的血糖达标率更高，基础胰岛素治疗的低血糖发生率更低。我国糖尿病患者的餐后血糖升高更常见，故需要注重餐后血糖的控制。

3. 2型糖尿病患者采用餐时＋基础胰岛素（每日4次）与每日3次预混胰岛素类似物治疗的降糖疗效和安全性相似。

4. 妊娠期高血糖的胰岛素选择包括所有的人胰岛素（短效、中效及预混的人胰岛素）、部分胰岛素类似物（门冬胰岛素、赖脯胰岛素及地特胰岛素）。推荐三餐前短效/速效胰岛素联合中效/地特胰岛素治疗。由于孕期胎盘引起的胰岛素抵抗导致的餐后血糖升高更为显著的特点，预混胰岛素应用存在局限性，不作为常规推荐。

三、胰岛素治疗的注意事项

1. 对于超重或肥胖的2型糖尿病患者，一般存在胰岛素抵抗，排除口服药的使用禁忌后，应注意联合应用口服降糖药物，如双胍类和α-葡萄糖苷酶抑制剂，应避免单纯使用胰岛素治疗而造成体重增加。

2. 开始使用胰岛素治疗之前，必须强调对患者的胰岛素知识进行持续教育，教育内容包括心理调节、注射治疗的方案、注射装置的选择及管理、注射部位的选择、护理及自我检查、正确的注射技术、注射相关并发症及其预防、选择合适长度的针头、针头使用后的安全处置。

3. 开始使用胰岛素治疗之后，患者应坚持饮食控制和运动，并鼓励和指导患者进行自我血糖监测（SMBG），并掌握根据血糖监测结果来调节胰岛素剂量的技能，以控制高血糖并预防低血糖的发生，了解低血糖发生的危险因素、症状及掌握自救措施。同时，定期进行检查，如血糖、血脂水平等，以及糖尿病并发症的检测和早期治疗。

【互动小问题】

1. 新诊断的2型糖尿病患者何时建议首选胰岛素治疗？

答案：HbA1c≥9.0%或空腹血糖≥11.1mmol/L，且高血糖症状明显。

2. 胰岛素强化治疗具体是指什么？

答案：每日多次皮下注射或持续皮下胰岛素静脉滴注。

参考文献

[1] NATHAN D M, GENUTH S, LACHIN J, et al. The effect of intensive treatment of diabetes on the development and progression of long term complications in insulin dependent diabetes mellitus [J]. N Engl J Med, 1993, 329 (14): 977-986.

[2] GARBER A J, ABRAHAMSON M J, BARZILAY J I, et al. Consensus Statement by the American Association of Clinical Endocrinologists and American College of Endocrinology on the Comprehensive Type 2 Diabetes Management Algorithm 2017 Executive Summary [J]. Endocr

Pract, 2017, 23（2）：207-238.

[3] 中华医学会糖尿病学分会. 中国2型糖尿病防治指南（2020年版）[J]. 中华糖尿病杂志, 2021, 13（4）：315-409.

[4] 纪立农, 陆菊明, 朱大龙, 等. 成人2型糖尿病基础胰岛素临床应用中国专家指导建议 [J]. 中国糖尿病杂志, 2017, 25（1）：2-8.

[5] American Diabetes Association. 15. Diabetes care in the hospital: standards of medical care in diabetes-2020 [J]. Diabetes Care, 2020, 43（Suppl 1）：S193-S202.

[6] MA D, CHEN C, LU Y, et al. Short-term effects of continuous subcutaneous insulin infusion therapy in perioperative patients with diabetes mellitus [J]. Diabetes Technol Ther, 2013, 15（12）：1010-1018.

[7] 杨慧霞. 妊娠期高血糖诊治指南（2022）[第二部分] [J]. 中华妇产科杂志, 2022（2）：57.

[8] JIA W, XIAO X, JI Q, et al. Comparison of thrice-daily premixed insulin（insulin lispro premix）with basal-bolus（insulin glargine once-daily plus thrice-daily prandial insulin lispro）therapy in east Asian patients with type 2 diabetes insufficiently controlled with twice-daily premixed insulin: an open-label, randomised, controlled trial [J]. Lancet Diabetes Endocrinol, 2015, 3（4）：254-262.

[9] 中华糖尿病杂志指南与共识编写委员会. 中国糖尿病药物注射技术指南（2016年版）[J]. 中华糖尿病杂志, 2017, 9（2）：79-105.

[10] 中华医学会糖尿病学分会. 中国血糖监测临床应用指南（2015年版）[J]. 中华糖尿病杂志, 2015, 7（10）：603-613.

（张　楠　章　秋）

糖尿病视网膜病变的筛查、诊断与分期

阅读要点提示

● 糖尿病视网膜病变（DR）是常见的糖尿病慢性并发症，也是高血糖所致血管病变中最具特异性的表现。

● DR患者早期可无自觉症状，晚期有不同程度的视力减退，严重者可致盲，因此早筛查、早发现、早治疗十分必要。

● 合理的筛查时机、完善的筛查项目、科学的筛查评估有助于DR的诊断与分期。

一、糖尿病视网膜病变筛查的必要性

（一）糖尿病视网膜病变流行病学

我国大陆糖尿病人群DR患病率为23%。其中非增殖性视网膜病变患病率高于增殖性视网膜病变，农村高于城市，北方地区高于南方和东部地区。

（二）糖尿病视网膜病变的危险因素

DR的主要危险因素包括血糖（高血糖或明显血糖波动）、高血压、高血脂、糖尿病病程、糖尿病肾病（DN）、妊娠、肥胖、遗传易感基因等。

有研究提示胰岛素抵抗是DR进展的独立危险因素，胰岛β细胞分泌胰岛素能力下降也可严重影响DR的进展；吸烟、亚临床甲状腺功能减退、睡眠呼吸暂停综合征、非酒精性脂肪性肝病、血清催乳素、脂联素及同型半胱氨酸水平也可影响DR的发生与发展。

（三）糖尿病视网膜病变的危害

DR是工作人群主要的不可逆致盲性眼病之一。除影响视力致盲外，还可显著增加心血管疾病及全因死亡的风险。由于视力受损或丧失所导致的心理变化，也可增加DR患者抑郁症的患病风险。

（四）糖尿病视网膜病变筛查项目与方法

推荐糖尿病患者首次全面眼部检查在眼科进行，眼部检查项目主要包括视力、眼压、前房角、虹膜、晶状体和眼底等，可以观察微血管瘤、视网膜内出血、硬性渗出、棉绒斑、视网膜内微血管异常、静脉串珠、新生血管、玻璃体积血、视网膜前出血、纤维增生等情况。具体相关眼科检查如下。

1. 视力及眼压检查　由受过训练的人员进行屈光视力检查，判断视力情况及眼压是否正常。

2. 散瞳后眼底照相　用于DR筛查、诊断与分级评估，适用于眼科中心。

3. 免散瞳眼底照相　推荐用于内分泌科的筛查和随访。

4. 裂隙灯下眼底检查　眼科核心设备，可用于DR筛查，必须散瞳。此检查用于判断有无眼底病变。

5. 眼部超声检查　因白内障或玻璃体积血等难以检查眼底情况时，作为评估视网膜状态的检查方法。

6. 光学相干断层扫描（OCT）　用于黄斑水肿的诊断与评估。

7. 光学相干断层扫描血管成像技术（OCTA）　适用于视网膜浅层、深层和黄斑区域的血管三维成像，用于DR诊断与评估。

8. 荧光素眼底血管造影（FFA）　属于有创性检查，用于DR的诊断、分级与评估。

（五）糖尿病视网膜病变筛查的时机

青春期前或青春期诊断的1型糖尿病患者在青春期后（12岁后）开始眼底筛查，青春期后诊断的1型糖尿病患者建议在病程5年内，必须进行第一次DR筛查。2型糖尿病患者则建议在确诊后尽快进行首次全面的眼科检查。已确诊糖尿病的患者，妊娠期间视网膜病变有发生、发展的风险，应于计划妊娠和妊娠早期进行全面眼科检查。尤其需要指出的是，妊娠期确诊糖尿病的患者发生

DR的风险不增高。因此，妊娠期无须进行眼底检查。DR和DN密切相关，2型糖尿病患者诊断DN时需参考是否伴发DR。因此，2型糖尿病伴发微量白蛋白尿或肾小球滤过率下降者需检查有无DR。

（六）糖尿病视网膜病变筛查的频率

1型糖尿病患者开始筛查DR后建议至少每年复查一次，2型糖尿病无DR者推荐每1～2年检查一次。若已出现DR，应缩短随访间隔时间。轻度的非增殖性糖尿病视网膜病变（NPDR）患者每年检查一次，中度NPDR患者每3～6个月检查一次，重度NPDR患者及增殖性糖尿病视网膜病变（PDR）患者应每3个月检查一次。妊娠期糖尿病患者应在妊娠前或第一次产检、妊娠后每3个月及产后1年内进行眼科检查。如果DR持续进展，应交由眼科医生给予更频繁的随访和相应的处理。

（七）糖尿病视网膜病变的转诊节点

如果存在以下初筛结果，需及时至眼科就诊：①无DR、轻度NPDR、无DME于1年内至眼科诊查。②中度NPDR、非累及黄斑中心凹的DME于3～6个月至眼科诊查。③重度NPDR、PDR、累及黄斑中心凹的糖尿病性黄斑水肿（DME），需立即至眼科诊治。

如果患者出现以下情况需当日急诊转至眼科就诊：突然的视力丧失、视网膜脱离、视网膜前或玻璃体积血、因虹膜红变导致的虹膜新生血管性青光眼（neovascular glaucoma，NVG）。

二、糖尿病视网膜病变的诊断与分期

（一）糖尿病视网膜病变患者的临床表现

患者可表现为视力下降。患者在糖尿病视网膜病变的早期常不会有自觉症状，但随着病情的发生和发展可能会出现以下症状：视力下降、视物不清；视野缺损；视力丧失，严重者可致盲。常无伴随症状。

DR的主要表现有：①DME，包括黄斑区域弥漫性或局灶性的血管渗漏，其常由渗出性改变导致，包括脂蛋白渗漏（硬性渗出）、血液（点状出血等）。②进展性血管病变，包括微血管瘤、视网膜内出血、血管迂曲和血管畸形，最终导致异常毛细血管生成。③视网膜毛细血管闭塞，荧光造影常显示无灌注。

（二）糖尿病视网膜病变的诊断与鉴别诊断

在患者确诊糖尿病的情况下，应进行规范的眼底检查。参考视网膜病变国际临床分级标准（2019年版）及DME分级（2019年版）（表1-3、表1-4）。

2型糖尿病患者也是其他眼部疾病早发的高危人群，这些眼部疾病包括白内障、青光眼、视网膜血管阻塞及缺血性视神经病变等。存在微动脉瘤可作为鉴别糖尿病视网膜病变与糖尿病合并其他眼底病变的指标。

（三）糖尿病视网膜病变的分期

根据病变严重程度分为无明显视网膜病变、NPDR及PDR。其中NPDR又分为轻度、中度、重度。DR的国际临床分级标准（2019年版）见表1-3，重度NPDR可遵循"4-2-1"原则记忆。

表1-3　DR的国际临床分级标准（2019年版）

病变严重程度	散瞳眼底检查所见
无明显DR	无异常
NPDR	
轻度	仅有微动脉瘤
中度	不仅存在微动脉瘤，还存在轻于重度NPDR的表现
重度	1. 美国标准：出现下列任何1个表现（"4-2-1"规则），但尚无PDR （1）4个象限均有严重的视网膜内出血和微血管瘤 （2）2个或以上象限中有静脉串珠样改变 （3）1个或以上象限有中度的视网膜内微血管异常 2. 国际标准：出现下列任何1个表现，但尚无PDR （1）4个象限均有多于20处的视网膜内出血 （2）2个以上象限中有静脉串珠样改变 （3）1个以上象限中有显著的视网膜内微血管异常
PDR	出现以下1种或多种体征：新生血管形成、玻璃体积血或视网膜前出血

注：任何具有2种或2种以上严重NPDR特征的患者都被认为是非常严重的NPDR；PDR分为高危和非高危。

表1-4 DME的国际分级标准（2019年版）

病变严重程度	眼底检查所见
无明显DME	后极部无明显视网膜增厚或硬性渗出
有明显DME	后极部有明显视网膜增厚或硬性渗出
非中心受累型DME	视网膜增厚或硬性渗出未涉及黄斑中心
中心受累型DME	视网膜增厚或硬性渗出涉及黄斑中心

【互动小问题】

1. 如果患者刚刚发现血糖升高，是不是不需要关注眼部并发症？

答案：不是。2型糖尿病患者需要在诊断后进行首次综合性眼科检查。1型糖尿病患者需要在诊断后的5年内进行综合性眼科检查。无DR者，至少每1～2年进行一次眼科复查；有DR者，应根据病变严重程度增加检查频率。

2. 是不是只有年长的糖尿病患者才需要筛查眼底？

答案：不是。我国指南建议青春期前或青春期诊断的1型糖尿病患者在青春期后（12岁后）开始眼底筛查，青春期后诊断1型糖尿病的患者建议在病程5年内，必须进行第一次DR筛查。

参考文献

[1] 中华医学会糖尿病学分会.中国2型糖尿病防治指南（2020年版）[J].中华糖尿病杂志，2021，13（4）：315-409.

[2] 中华医学会糖尿病学分会视网膜病变学组.糖尿病相关眼病防治多学科中国专家共识（2021年版）[J].中华糖尿病杂志，2021，13（11）：1026-1042.

（匡洪宇）

临床糖尿病视网膜病变的防与治

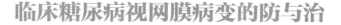

阅读要点提示

- 糖尿病视网膜病变应重视健康教育，控制血糖、血压、血脂等危险因素。
- 糖尿病视网膜病变的筛查首选免散瞳眼底照相。
- 糖尿病视网膜病变的内科治疗可选用羟苯磺酸钙、芪明颗粒、复方丹参滴丸，以及血明目片、双丹明目胶囊、银杏叶提取物、胰激肽原酶。
- 严格掌握糖尿病视网膜病变转诊指征和时机，注重多学科协同诊疗。

糖尿病视网膜病变（DR）是糖尿病最常见的慢性并发症之一，也是导致成人失明的主要原因。早期预防、早期筛查、早期治疗是延缓疾病进展、减少不可逆性视力丧失的主要方法。本节介绍了DR早期预防、筛查时机和频率、内科治疗和眼科转诊指征，强调了多学科协同管理的重要性，旨在提高广大基层医生对DR的诊治能力。同时值得指出的是，临床用药发展迅速，患者具体情况不同，用药剂量仅为推荐，具体用药需要结合临床。

一、糖尿病视网膜病变的预防

（一）健康教育

强调常规眼底检查及每年随访的重要性，鼓励患者坚持健康的生活方式，遵循有效的随访计划，进而达到DR早防早治的目的。

（二）危险因素控制

1. 血糖管理

（1）推荐用药：各类降糖药物均可通过血糖控制达到防治DR的效果，但噻唑烷二酮类（如罗格列酮、吡格列酮等）降糖药可能增加糖尿病性黄斑水肿（DME）的发生风险，DME患者应避免应用该类降糖药。

（2）血糖控制目标：推荐个体化的血糖控制目标，重视降糖的速度与幅度。

1）根据《中国1型糖尿病诊治指南（2021版）》，中国1型糖尿病患者血糖综合控制目标为：①空腹或餐前4.0～7.0mmol/L。②餐后5.0～10.0mmol/L。③睡前或凌晨4.4～7.8mmol/L。

2）根据《中国2型糖尿病防治指南（2020年版）》，中国2型糖尿病患者血糖综合控制目标为：①空腹4.4～7.0mmol/L。②非空腹＜10.0mmol/L。

2. 血压管理

（1）推荐用药：RAS阻滞剂（常见药物如替美沙坦、缬沙坦、卡托普利等）。

（2）功能主治：糖尿病合并高血压患者推荐首选RAS阻滞剂。可用于成人高血压病的治疗，降低心血管疾病的风险。

（3）推荐剂量：个体化给药，不同剂型用量不同。

（4）血压控制目标：推荐个体化血压控制目标。据《国家基层高血压防治管理指南（2020版）》，糖尿病合并高血压病血压控制目标为低于130/80mmHg。

（5）注意事项：不推荐RAS阻滞剂作为血压正常的糖尿病患者预防视网膜病变的常规用药。双肾动脉狭窄、高钾血症、妊娠期患者禁用。长期应用可能导致血钾升高，应定期监测血钾和血肌酐水平。

3. 血脂管理

（1）推荐用药：非诺贝特。

（2）功能主治：伴有高甘油三酯血症的轻度非增殖性糖尿病视网膜病变（NPDR）患者。适用于成人饮食控制疗法效果不理想的高胆固醇血症（Ⅱα

型），内源性高甘油三酯血症，单纯型和混合型。

（3）推荐剂量：一次0.2g，每日1次。

（4）注意事项：与贝特类药物合用时，可能出现肌肉功能失调和横纹肌溶解。可能出现胃肠道消化功能失调、转氨酶升高、过敏性皮肤反应。

（三）筛查

1. 筛查方法

（1）推荐方法：免散瞳眼底摄片。

（2）临床优势：直观；可记录；操作简单；减少进一步检查及治疗费用；可整合远程医疗，提高筛查效率。

（3）注意事项：免散瞳眼底摄片不能完全替代全面的眼科检查；部分糖尿病患者瞳孔过小和/或患有白内障时，免散瞳眼底摄片的摄片质量常不达标，应转诊至眼科进一步检查明确眼底情况。

2. 筛查时机

（1）1型糖尿病：①青春期前或青春期确诊，青春期（12岁后）开始DR筛查。②青春期后确诊，病程5年内进行首次DR筛查。

（2）2型糖尿病：①确诊后立刻进行首次全面的眼科检查。②合并糖尿病肾病或伴微量白蛋白尿、肾小球滤过率下降时进行DR筛查。

（3）妊娠期糖尿病：①糖尿病患者计划妊娠，妊娠前和妊娠早期进行全面眼科检查。②妊娠期确诊糖尿病，妊娠期无须进行眼底检查。

3. 筛查频率

（1）1型糖尿病：开始筛查后每年检查1次。

（2）2型糖尿病不伴DR：每1～2年检查1次。

（3）轻度NPDR：每年检查1次。

（4）中度NPDR：每3～6个月检查1次。

（5）重度NPDR和增殖性糖尿病视网膜病变（PDR）：每3个月检查1次。

（6）糖尿病合并妊娠：妊娠前或第一次产检、妊娠后每3个月和产后1年内进行眼科检查。

二、糖尿病视网膜病变的治疗

（一）内科治疗

1. 羟苯磺酸钙

（1）主要成分：羟苯磺酸钙。

（2）功能主治：糖尿病微血管病变，包括糖尿病视网膜病变及肾小球硬化症。微血管损伤，伴有毛细血管脆性和通透性增加、毛细血管病，手足发绀。慢性静脉功能不全及其后遗症的辅助治疗。

（3）推荐剂量：一次0.5g，每日3次。

（4）注意事项：严重肾功能不全需透析的患者应减量，因为可能会诱发重度超敏反应（过敏反应或休克）。极少数患者可出现粒细胞缺乏症，此时若出现口腔感染（扁桃体炎）、咽喉痛、肛门与生殖器炎症及其他常见感染症状，应立即停药，并即刻评估血液成分和白细胞象。该药不影响驾驶和使用机器。

2. 芪明颗粒

（1）主要成分：黄芪、葛根、地黄、枸杞子、决明子、茺蔚子、蒲黄、水蛭。

（2）功能主治：益气生津、滋养肝肾、通络明目。用于2型糖尿病视网膜病变单纯型，中医辨证属气阴亏虚、肝肾不足、目络瘀滞证，症见视物昏花、目睛干涩、神疲乏力、五心烦热、自汗盗汗、口渴喜饮、便秘、腰膝酸软、头晕、耳鸣。

（3）推荐剂量：一次4.5g，每日3次。

（4）注意事项：孕妇慎用。服药期间仍需服用基础降糖药物，以便有效控制血糖。服药期间忌食辛辣油腻食物。脾胃虚寒者，出现湿阴胸闷、胃肠胀满、食少便溏者，或痰多者不宜使用。个别患者服药后出现轻度肝功能异常，或服药期间出现胃脘不适、大便稀溏者，可停药观察。

3. 复方丹参滴丸

（1）主要成分：丹参、三七、冰片。

（2）功能主治：活血化瘀、理气止痛。用于气滞血瘀所致的胸痹，症见胸闷、心前区刺痛，冠心病心绞痛见上述证候者。用于2型糖尿病引起的Ⅰ期（轻度）、Ⅱ期（中度）NPDR气滞血瘀证所致的视物模糊、面色晦暗、眼底点片状出血，舌质紫暗或有瘀点瘀斑、脉涩或细涩。

（3）推荐剂量：一次20丸，每日3次。

（4）注意事项：孕妇慎用。过敏体质者慎用。脾胃虚寒患者慎用。如果服药后有消化道反应，建议舌下含服或饭后服用。对于有出血倾向或使用抗凝、抗血小板治疗的患者，应注意监测。

4. 和血明目片

（1）主要成分：蒲黄、丹参、地黄、墨旱莲、菊花、黄芩（炭）、决明子、车前子、茺蔚子、女贞子、夏枯草、龙胆、郁金、木贼、赤芍、牡丹皮、当归、川芎。

（2）功能主治：凉血止血、滋阴化瘀、养肝明目。用于阴虚肝旺，热伤络脉所引起的眼底出血。

（3）推荐剂量：一次1.5g，每日3次。

（4）注意事项：孕妇及哺乳期女性慎用。可能出现恶心、呕吐等胃肠道反应，也可能出现皮疹、瘙痒等。

5. 双丹明目胶囊

（1）主要成分：女贞子、墨旱莲、山茱萸、山药、丹参、三七、牡丹皮、泽泻、茯苓、红土茯苓、牛膝。

（2）功能主治：益肾养肝、活血明目。用于2型糖尿病视网膜病变单纯型，中医辨证属肝肾阴虚、瘀血阻络证，症见视物模糊、双目干涩、头晕耳鸣、咽干口燥、五心烦热、腰膝酸软。

（3）推荐剂量：一次2g，每日3次。

（4）注意事项：服药期间仍需服用基础降糖药物，以便有效地控制血糖。

6. 银杏叶提取物片

（1）主要成分：银杏叶提取物。

（2）功能主治：主要用于脑部、周围血流循环障碍。急性慢性脑功能不全及其后遗症。耳部血流及神经障碍。眼部血流及神经障碍：糖尿病引起的视网膜病变及神经障碍、老年性黄斑变性、视物模糊、慢性青光眼。周围循环障碍：各种动脉闭塞症、间歇性跛行、手足麻痹冰冷、四肢酸痛。

（3）推荐剂量：一次40mg，每日3次。

（4）注意事项：妊娠期禁用。哺乳期妇女和老年人慎用。

7. 胰激肽原酶

（1）主要成分：胰激肽原酶。

（2）功能主治：血管扩张药。有改善微循环作用。主要用于微循环障碍性疾病，如糖尿病引起的肾病、周围神经病、视网膜病、眼底病及缺血性脑血管病，也可用于高血压病的辅助治疗。

（3）推荐剂量：不同剂型用量不同。注射剂一次10～40U，每日1次；口服片剂一次120～240U，每日3次。

（4）注意事项：脑出血及其他出血性疾病的急性期禁用。注射剂临用前加灭菌注射用水1.5ml溶解，肌内注射。口服肠溶片剂时应整片吞服以防药物在胃中破坏。

（二）眼科治疗

1. 转诊指征和时机

（1）无DR、轻度NPDR、无DME于1年内至眼科诊查。

（2）中度NPDR、非累及黄斑中心凹的DME于3～6个月至眼科诊查。

（3）重度NPDR、PDR、累及黄斑中心凹的DME需立即至眼科诊查。

（4）突然的视力丧失、视网膜脱离、视网膜前或玻璃体出血、虹膜红变导致虹膜新生血管性青光眼的患者需当天急诊至眼科诊查。

2. 治疗方式

（1）玻璃体腔内注射抗血管内皮生长因子药物：适用于威胁视力的DME。活动性或疑似眼部或眼周感染者禁用。可能引起眼内炎、孔源性视网膜脱离、视网膜破裂及医源性外伤性白内障。可致眼内压升高。具有潜在的免疫原性。可能引起短暂的视觉障碍，影响驾驶或机械操作。

（2）玻璃体腔内注射糖皮质激素：威胁视力的DR和DME的二线治疗。应注意眼内压升高和白内障进展的并发症。

（3）视网膜激光光凝术：局部光凝术适用于重度NPDR，全视网膜光凝是治疗PDR的首选方法。初期可因黄斑水肿出现短暂的中心视力下降。中心凹意外灼伤可致永久性中心暗点。

（4）玻璃体切除术：适用于无法吸收的玻璃体积血；累及黄斑的牵拉性视网膜脱离；合并孔源性和牵拉性视网膜脱离；致密的视网膜前（黄斑）出血。可致玻璃体积血、视力下降、感染性眼内炎、视网膜撕裂或脱离、白内障等。

（三）妊娠合并糖尿病视网膜病变

妊娠会加速DR的发生和发展，视网膜激光光凝术可用于治疗妊娠合并重度NPDR和PDR。

三、总结

DR是导致成人失明的主要原因，早期干预是延缓疾病进展、减少视力丧失的主要手段。我国幅员辽阔，医疗资源分布不均，基层保健工作相对薄弱。提高基层DR的防治水平，对减少DR的致残率和致盲率具有重要意义。基层医生应重视健康教育，加强随访筛查，在严格控制血糖、血压和血脂的基础上予以药物干预。注重多学科协同管理，把握转诊指征，及时转诊至眼科治疗。

【互动小问题】

1. 糖尿病视网膜病变的筛查频率是什么？

答案：1型糖尿病，开始筛查后每年检查1次；2型糖尿病不伴DR，每1～2年检查1次；轻度NPDR，每年检查1次；中度NPDR，每3～6个月检查1次；重度NPDR和PDR，每3个月检查1次；糖尿病合并妊娠，妊娠前或第一次产检、妊娠后每3个月和产后1年内进行眼科检查；如果DR持续进展，应该交由眼科医生给予更频繁的随访和相应处理。

2. 可用于糖尿病视网膜病变内科治疗的常见药物包括（　　）

A. 羟苯磺酸钙　　　　　　　　B. 芪明颗粒

C. 复方丹参滴丸　　　　　　　D. 视网膜激光光凝术

答案：ABC。

参考文献

[1] 中华医学会糖尿病学分会视网膜病变学组. 糖尿病相关眼病防治多学科中国专家共识（2021年版）[J]. 中华糖尿病杂志, 2021, 13（11）: 1026-1042.

[2] STITT A W, CURTIS T M, CHEN M, et al. The progress in understanding and treatment of diabetic retinopathy [J]. Prog Retin Eye Res, 2016, 51: 156-186.

[3] MERANTE D, MENCHINI F, TRUITT K E, et al. Diabetic macular edema: correlations with available diabetes therapies-evidence across a qualitative review of published literature from MEDLINE and EMBASE [J]. Drug Saf, 2010, 33（8）: 643-652.

[4] 中华医学会糖尿病学分会, 中国医生协会内分泌代谢科医生分会, 中华医学会内分泌学分会, 等. 中国1型糖尿病诊治指南（2021版）[J]. 中华糖尿病杂志, 2022, 14（11）: 1143-1250.

[5] 中华医学会糖尿病学分会. 中国2型糖尿病防治指南（2020年版）[J]. 中华糖尿病杂志, 2021, 13（4）: 315-409.

[6] 国家心血管病中心国家基本公共卫生服务项目基层高血压管理办公室, 国家基层高血压管理专家委员会. 国家基层高血压防治管理指南2020版 [J]. 中国循环杂志, 2021, 36（3）: 209-220.

[7] 钟颖. 非诺贝特治疗非增生期糖尿病视网膜病变的临床疗效观察 [J]. 现代诊断与治疗, 2015, 26（15）: 3421-3422.

[8] HARITOGLOU C, GERSS J, SAUERLAND C, et al. Effect of calcium dobesilate on occurrence of diabetic macular oedema （CALDIRET study）: randomised, double-blind, placebo-controlled, multicentre trial [J]. Lancet, 2009, 373: 1364-1371.

[9] 段俊国, 廖品正, 吴烈, 等. 中药复方芪明颗粒治疗糖尿病视网膜病变双盲双模

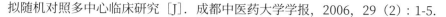

拟随机对照多中心临床研究 [J]. 成都中医药大学学报，2006，29（2）：1-5.

[10] 臧乐红，杨玉青. 芪明颗粒治疗非增殖期糖尿病视网膜病变疗效观察 [J]. 陕西中医，2011，32（4）：429-430.

[11] 韩琳娜，李一梅，谢波. 复方丹参滴丸治疗非增生期糖尿病视网膜病变的研究进展 [J]. 中成药，2015，37（2）：382-384.

[12] 范淑允. 和血明目片辅助治疗糖尿病视网膜病变临床观察 [J]. 安徽卫生职业技术学院学报，2021，20（2）：55-57.

[13] 高立，祁涛，许文彬，等. 和血明目片联合羟苯磺酸钙治疗早期糖尿病视网膜病变临床研究 [J]. 中国药业，2020，29（10）：133-135.

[14] 刘文娜，苏艳，夏燕婷，等. 双丹明目胶囊治疗2型糖尿病视网膜病变的有效性和安全性评价 [J]. 中国中医眼科杂志，2022，32（5）：348-353.

[15] 张敏. 银杏叶提取物片对糖尿病患者视网膜病变的效果研究及药理学分析 [J]. 中国医药指南，2020，18（12）：197-198.

[16] 朱成义，伊琼，马金力，等. 银杏叶提取物对糖尿病视网膜病变的临床疗效评价 [J]. 国际眼科杂志，2016，16（2）：361-364.

[17] 顾杰，赵东生. 胰激肽原酶治疗糖尿病早期视网膜病变120例 [J]. 国际眼科杂志，2012，12（6）：1170-1171.

[18] BHAVSAR A R. Diabetic retinopathy: the latest in current management [J]. Retina，2006，26（6 Suppl）：S71-S79.

[19] Diabetic Retinopathy Clinical Research Network. A randomized trial comparing intravitreal triamcinolone acetonide and focal/grid photocoagulation for diabetic macular edema [J]. Ophthalmology，2008，115（9）：1447-1449，e1-e10.

[20] 中华中医药学会糖尿病基层防治专家指导委员会. 国家糖尿病基层中医防治管理指南（2022）[J]. 中医杂志，2022，63（24）：2397-2414.

（匡洪宇）

糖尿病足的筛查、诊断与防治要点

阅读要点提示

- 糖尿病足强调的是"预防重于治疗"。
- 预防包括识别危险因素和患者教育。
- 糖尿病足的治疗策略为综合性治疗。

一、糖尿病足的筛查

1. 询问患者大血管及微血管病变病史，评估是否存在神经病变的症状（如疼痛、烧灼感、麻木感、感觉异常等）和下肢血管疾病症状（如下肢疲乏、间歇性跛行、疼痛等）。

2. 每年检查患者足部有无畸形、胼胝、溃疡、皮肤颜色变化，以及感觉阈值和踝动脉、足背动脉的搏动情况。

二、糖尿病足的诊断与分级

1. 诊断　糖尿病患者足部出现感染、溃疡或组织破坏时，通常伴有下肢神经病变和/或周围动脉病变。

2. 分级　目前临床上应用的主要分级方法是Wagner分级（表1-5）和Texas分级（表1-6）。

表1-5　糖尿病足的Wagner分级

分级	足部表现
0级	有发生足部溃疡危险因素存在，但无溃疡
1级	有皮肤表浅溃疡，但无感染
2级	有较深的溃疡，常合并软组织炎，但无脓肿或骨感染
3级	有深部溃疡，常伴有脓肿或骨髓炎
4级	局限性坏疽（趾、足跟、足背）
5级	大部分或全足坏疽

表1-6　糖尿病足的Texas分级

分级	特点	分期	特点
0级	足部溃疡史	A期	无感染和缺血
1级	表浅溃疡	B期	合并感染
2级	溃疡累及肌腱	C期	合并缺血
3级	溃疡累及骨和关节	D期	感染和缺血并存

三、糖尿病足的预防

糖尿病足强调"预防重于治疗"。预防包括识别危险因素和患者教育。

1. 识别危险因素　定期检查患者是否存在糖尿病足的危险因素。

2. 患者教育　①每天检查双足，特别是足趾间，是否有皮肤发红、水肿、水疱、各种损伤、干裂、溃疡、趾甲异常、胼胝、浸渍；检查时需在良好的光线下进行，如果眼睛不好，可戴上眼镜，看不清楚的地方使用镜子或请他人帮忙检查。②清洗足部时，不要过分浸泡双足，以10～20分钟为宜。用手或温度计测量水的温度，以37℃以内为宜，用毛巾擦干足趾间的水分，保持足趾间干爽。足部皮肤干燥，可以使用润肤霜涂抹，注意不要将润肤霜涂抹于足趾间或溃疡伤口上。修剪趾甲，避免边缘处剪得过深，以水平方向修剪趾甲时，预留2～3mm用于保护足部。穿鞋前先检查鞋内是否有异物或异常情况；不穿过紧的或带毛边的袜子或鞋；每天更换袜子；不穿高过膝盖的袜子。③不宜用热水袋、电热器等物品直接保暖足部；避免赤足行走；避免自行修剪胼胝或用化学制剂来处理胼胝或趾甲，需由专业人员修除胼胝或过度角化的组织；一旦有问题及时到专科医院诊治。④购买鞋子时，需要购买舒适合脚的鞋子，应在下午时间买鞋，因为足部在下午时间都会有一定程度的肿胀。上午试穿合适的鞋子，下午则可能不合适。穿鞋前要检查鞋内是否存在粗糙的接缝或异物，穿鞋时动作要慢。对于新鞋子，穿20～30分钟后应脱下检查双足是否有压红的区域或摩擦的痕迹。

四、糖尿病足的治疗

1. 合理地降糖、降压、调脂和抗血小板治疗。

2. 糖尿病下肢动脉病变（LEAD）的治疗原则如下。

（1）一级预防：防止或延缓LEAD的发生。代谢及体重控制、戒烟、高危人群抗血小板治疗（如果是10年心血管危险因素＜10%的患者，则不建议应用阿司匹林）、消除已知的危险因素。

（2）二级预防：缓解症状，延缓LEAD的进展。①控制危险因素，包括代谢及体重控制、戒烟。②运动康复锻炼至少持续3～6个月。③药物治疗，包括抗血小板、扩张血管（如前列地尔、贝前列素钠、西洛他唑、己酮可可碱、盐酸沙格雷酯、丁咯地尔）及他汀类药物。

（3）三级预防：血供重建，降低截肢和心血管事件的发生。轻至中度缺血性溃疡可以进行内科治疗；严重缺血性溃疡可以接受介入治疗或血管外科成形术，待足部血供改善后再进行溃疡局部处理。

3. 糖尿病神经病变：主要是制动减压，注意患者的鞋袜是否合适，以及代谢控制、抗氧化应激、改善微循环、抑制醛糖还原酶和神经修复等。

4. 糖尿病足感染：在使用抗生素前，应当用严格清创后的棉拭子及病理组织进行细菌培养和药敏试验，足部X线片或磁共振成像检查有助于骨髓炎的诊断，必要时可行骨活检术。培养结果未出来之前，可经验性地选择抗生素，不建议将注射用抗生素局部使用。对于未合并骨髓炎的足溃疡感染，抗生素治疗疗程为1～2周；合并骨髓炎的感染，抗生素治疗疗程至少4～6周。如果同时合并严重缺血，抗生素使用时间还需要适当延长1～2周。

5. 足溃疡创面的处理：彻底清创有利于溃疡愈合。采用水凝胶清创较纱布敷料、外科清创、超声清创或蛆虫清创更有利于溃疡愈合。当清创到一定程度后，可选择溃疡局部负压吸引治疗促进肉芽生长和足溃疡的愈合。当溃疡创面有新鲜肉芽组织，感染基本控制，可以选择生长因子和/或自体富血小板凝胶治疗可加速肉芽生长和足溃疡的愈合。当溃疡肉芽生长到一定程度且周边有上皮组织爬行时，可选择适当的敷料和/或脱细胞真皮基质、皮肤替代物及脱细胞生物羊膜治疗，以促进溃疡愈合。

6. 对于病情复杂的糖尿病足，可请血管外科、骨科、创伤外科等相关专科进行多学科协作诊治。

【互动小问题】

超声清创术的原理是什么？

答案：超声清创术是一种利用超声波在冲洗射流中产生的"空化"效应，去除伤口创面细菌及微小异物的清创技术。

（简　丽　吴绮楠）

糖尿病肾病的筛查、诊断与分期

阅读要点提示

- 2型糖尿病确诊时及病程≥5年的1型糖尿病患者均应进行糖尿病肾病筛查，每年至少筛查1次。

- 建议采用随机尿白蛋白/肌酐比值和肾小球滤过率作为糖尿病肾病的筛查指标。

- 糖尿病肾病确诊后建议联合慢性肾脏病分期和白蛋白尿分期评估糖尿病肾病的进展风险。

糖尿病肾病（DN）是指由糖尿病所致的慢性肾脏病（CKD），是最常见的糖尿病慢性微血管并发症之一。我国20%～40%的糖尿病患者合并糖尿病肾病。DN现已成为CKD和终末期肾病的主要原因，也是我国新发慢性肾脏病的首位病因。DN病变可累及全肾（包括肾小球、肾小管、肾间质及肾血管），具体表现为尿白蛋白水平升高和/或估算的肾小球滤过率（eGFR）降低持续＞3个月，并除外其他病因。

一、糖尿病肾病的筛查

（一）筛查人群及时机

2型糖尿病确诊时、1型糖尿病病程≥5年时需进行筛查，每年至少筛查1次。

（二）筛查指标

1. 尿白蛋白　推荐采用随机尿测定尿白蛋白/肌酐比值（UACR）评估尿白蛋白。

2. eGFR　该指标用于患者肾功能的评价，需测定血肌酐后利用公式计算得到，推荐≥18岁成人采用CKD-EPI公式。

为何推荐尿白蛋白/肌酐比值用于尿蛋白评估方法？

其实，用于评估尿蛋白的指标有尿白蛋白/肌酐比值（UACR）、尿微量白蛋白定量和24小时尿白蛋白排泄速率（UAER）。尿微量蛋白定量检测较便宜，但结果易受尿液浓度的影响，因此建议用尿肌酐浓度进行校正。UAER与UACR诊断价值相当，但标本留取较烦琐，不适合在门诊筛查使用，可用于住院患者或UACR变异较大时。

二、糖尿病肾病的诊断与分期

（一）诊断

DN的临床诊断依据持续存在的白蛋白尿和/或eGFR下降，并排除其他CKD。

1. 持续存在的白蛋白尿　由于UACR易受尿路感染、发热、剧烈运动等影响因素，所以测定时需排除这些干扰，且不能以一次测定结果判断，推荐在3～6个月内复查3次UACR，其中2次异常且排除影响因素后可诊断。UPCR在30～300mg/g为微量白蛋白尿，UACR＞300mg/g为大量白蛋白尿。

2. eGFR下降　是指eGFR＜60ml/（min·1.73m²）。

3. 排除其他CKD　糖尿病患者可出现非糖尿病外其他原因引起的肾损害。因此，糖尿病患者的肾损害需注意病因鉴别，以避免漏诊和误诊。当出现以下情况应考虑非糖尿病肾病并及时转诊至肾内科：①活动性尿沉渣异常（如血尿、蛋白尿伴血尿、管型尿）。②短期内eGFR迅速下降。③不伴有糖尿病视网膜病变，尤其是1型糖尿病患者。④短期内UACR迅速增高或出现肾病综合征。

4. DN诊断的金标准　病理诊断是DN的金标准，CKD病因难以鉴别时可行肾穿刺病理检查，但不推荐糖尿病患者常规行肾穿刺活检。

（二）分期

患者确诊DN后，应根据eGFR及尿白蛋白水平评估CKD严重程度，肾脏病改善全球预后指南（KDIGO）建议联合CKD分期和白蛋白尿分期评估DN的进展风险及复查频率（表1-7）。例如，若糖尿病患者eGFR为45ml/（min·1.73m²），UACR为80mg/g，则为糖尿病肾病G3aA2，CKD进展风险为高风险，每年应至少复查2次。

表1-7　DN进展风险及复查频率

CKD分期			白蛋白尿分期		
分期	肾功能损害程度	eGFR [ml/(min·1.73m²)]	A1 (UACR<30mg/g)	A2 (UACR 30～300mg/g)	A3 (UACR>300mg/g)
G1	正常或偏高	≥90	1（如有CKD）	1	2
G2	轻度下降	60～89	1（如有CKD）	1	2
G3a	轻中度下降	45～59	1	2	3
G3b	中重度下降	30～44	2	3	3
G4	重度下降	15～29	3	3	4+
G5	肾衰竭	<15或透析	4	4	4

注：eGFR为估算的肾小球滤过率；UACR为尿白蛋白/肌酐比值；CKD为慢性肾脏病；表中的数字为建议每年随访的次数；背景颜色代表CKD进展风险，绿色为低风险，黄色为中风险，橙色为高风险，红色为极高风险。

三、总结

　　DN发展至晚期可致尿毒症，是糖尿病患者的主要死因之一。因此，对早期DN患者采取综合干预措施，可显著降低患者病死率，改善预后。DN的早筛查、早诊断很有必要。目前推荐所有2型糖尿病确诊时及病程≥5年的1型糖尿病患者均应进行DN筛查，每年至少筛查1次，推荐使用随机尿蛋白-肌酐比值和eGFR作为筛查指标。当患者确诊DN后，应根据eGFR及尿白蛋白水平评估DN的严重程度，以便指导后续随访、干预及治疗。

【互动小问题】

1. 糖尿病肾病筛查中，优先推荐的尿蛋白评估方法是（　　）

A. 随机尿白蛋白
B. 24小时尿白蛋白定量
C. 晨尿白蛋白
D. 随机尿白蛋白/肌酐比值

2. 糖尿病肾病筛查中，推荐用于肾功能评估的指标是（　　）

A. 尿素氮
B. 尿酸
C. 血肌酐（计算eGFR）
D. 胱抑素C

3. 一位糖尿病患者的eGFR为55ml/（min·1.73m²），UACR为100mg/g，其糖尿病肾病分期及CKD进展风险是（　　）

A. G3aA2，中风险
B. G3aA2，高风险
C. G3bA2，中风险
D. G3bA2，高风险

答案：1. D；2. C；3. B。

参考文献

[1] 中华医学会糖尿病学分会. 中国2型糖尿病防治指南（2020年版）[J]. 中华糖尿病杂志，2021，13（4）：315-409.

[2] 中华医学会糖尿病学分会微血管并发症学组. 中国糖尿病肾脏病防治指南（2021年版）[J]. 中华糖尿病杂志，2021，13（8）：23.

[3] 糖尿病社区分级诊疗制度与技术规范T/SZSMDA 002-2002 [S]. 2022.

（刘雪婷　阎德文）

糖尿病周围神经病变的筛查与诊断

阅读要点提示

- 糖尿病周围神经病变的流行病学。
- 糖尿病周围神经病变的筛查方法。
- 糖尿病周围神经病变的诊断标准。
- 糖尿病周围神经病变的诊断分层。

糖尿病周围神经病变（DPN）又称远端对称性多发性神经病变（DSPN），包括小纤维、大纤维和混合纤维神经病变，后者最常见。DPN是一种弥漫性神经病变，一般小纤维神经病变先于大纤维神经病变。孤立的小纤维和大纤维神经病变也可发生。DSPN是糖尿病神经病变中最常见的类型，约占糖尿病神经病变的75%。

DSPN临床上表现周围神经功能障碍相关的症状和/或体征，患者临床阳性症状主要表现为刺痛、灼热感和麻木感，通常双侧对称性发生，从远端到近端发展，一般从足部到小腿，然后发展到上肢。体征包括多种模式的感觉下降，如腱反射、振动觉、压力觉、痛觉、温度觉异常。多达50%的DSPN患者无典型症状，详细询问病史及体格检查对于诊断DPN至关重要，症状不明显或无症状者需要通过体格检查或神经电生理检查做出诊断。

一、筛查方法

DSPN的筛查评估方法包括详细的病史采集及5项神经体征检查。2型糖尿病（T2DM）患者在确诊时、1型糖尿病（T1DM）患者在确诊后5年均应接受关于DPN的筛查，此后至少每年接受1次筛查。此外，还应将有周围神经病变症状的糖尿病前期患者纳入筛查范围。

以下临床试验可用于评估大小纤维功能：①小纤维功能，包括针刺觉和温度觉。②大纤维功能，包括踝反射、128Hz音叉试验、本体感觉、10g尼龙丝试验。在临床工作中联合应用踝反射、振动觉、压力觉（10g尼龙丝试验）、针刺痛觉及温度觉5项检查来筛查DSPN，可提高检测DSPN的敏感性和特异性。

1. 踝反射　患者取仰卧位或俯卧位，屈膝90°，或跪于椅面上。检查者左手使其足部背屈，右手持叩诊锤叩击跟腱，足不能跖屈者，为踝反射消失；跖屈不明显，为减弱；轻触碰即有跖屈，则为亢进。当双侧踝反射同时出现减弱或消失时判断为阳性，只有单侧出现踝反射减弱、消失、亢进和正常时均判断为阴性。

2. 振动觉　将振动的128Hz音叉柄置于双足跗趾近节趾骨背面的骨隆突处1～2秒，在患者闭眼情况下询问能否感觉到音叉的振动，每个部位重复2次，共3次，检查时需与正常处对比。在每侧3次询问中，患者回答错误2次或3次全错，即判断为该侧振动觉缺失，患者回答错误0次或1次，即判断为该侧振动觉存在。任意一侧振动觉消失，即判断为阳性。

3. 压力觉　2021年美国糖尿病学会（ADA）指南推荐，所有患者均应每年进行10g尼龙丝试验检测，以确定有无足部溃疡或截肢风险。10g尼龙丝试验方法如下。①用于DPN筛查：将10g尼龙单丝置于双足跗趾背侧，加力使其弯曲，保持1～2秒，每侧重复4次，记录未感知到压力的总次数以评分，每次1分。若≥5分，认为异常。②用于"高危足"的评估：将10g尼龙单丝置于被检查位置（大跗趾足底面和第1、第3、第5跖骨头），加力使其弯曲，并保持1～2秒。若有任一位置感知不到压力，即为"高危足"。

4. 针刺痛觉　使用40g大头针尖端轻刺患者手臂部皮肤，使患者体验正常感觉（不作为体征判断的依据），在患者闭眼的状态下，用大头针尖在双侧足部皮肤上各任选1个部位，轻轻刺碰，左右侧共2个部位；询问患者是否感觉疼痛。疼痛为针刺痛觉存在，不疼痛为针刺痛觉缺失。如患者感觉不到疼痛（痛觉消失）或感觉异常疼痛（痛觉过敏）则考虑为痛觉异常。任意一侧刺痛觉异常，即判断为阳性。

5. 温度觉　在患者闭眼情况下，分别将检查仪两端（温度感觉为凉的金属端及温度感觉为热的聚酯端）置于足背部皮肤任意一点（避开胼胝、溃疡、瘢痕和坏死组织等部位）1～2秒进行检测，患者无法辨别两端温度差异则为异常，任意一侧温度感觉异常，则判断为阳性。

二、诊断标准

DPN是一种排除性诊断，其诊断标准有：①具有明确的糖尿病病史。②在确诊糖尿病时或确诊之后出现的神经病变。③出现神经病变的临床症状，如疼痛、麻木、感觉异常等，5项检查（踝反射、振动觉、压力觉、温度觉、针刺痛觉）任意1项异常可做出诊断；若患者无临床症状，则5项检查任意2项异常也可做出诊断。④除外其他原因所致的神经病变，包括具有神经毒性的药物（如化疗药物）、维生素B_{12}缺乏、颈腰椎疾病（压迫、狭窄、退行性变）、脑梗死、慢性炎症性脱髓鞘性多发性神经病、遗传性神经病和血管炎、感染（如获得性免疫缺陷综合征）及肾功能不全引起的代谢毒物对神经的损伤。⑤确诊需进行神经电生理检查。

三、诊断分层

①确诊：有DPN的症状或体征，同时神经传导测定或小纤维神经功能检查异常。②临床诊断：有DPN的症状和1项以上阳性体征，或无症状但有2项以上阳性体征。③疑似：有DPN的症状或体征（任意1项）。④亚临床：无DPN的症状和体征，仅神经传导测定或小纤维神经功能检查异常。

四、总结

DPN的危害巨大，早期临床表现常较隐匿，易被忽略，待临床做出诊断时，其病情往往已处于不可逆阶段，但目前全国对DPN及时筛查率还比较低。糖尿病血糖的良好控制有益于缓解DPN，目前针对DPN病因治疗手段有限。因此，积极预防、早期诊断和干预糖尿病神经病变尤为重要。

【互动小问题】

1. DPN 的筛查方法包括（　　）

A. 踝反射　　　　　　B. 128Hz 音叉试验　　C. 10g 尼龙丝试验

D. 针刺痛觉　　　　　E. 温度觉

2. DPN 的临床诊断是（　　）

A. 有 DPN 的症状和 1 项以上阳性体征

B. 有 DPN 的症状或体征（任意 1 项）

C. 无症状但有 2 项以上阳性体征

D. 无 DPN 的症状和体征，仅神经传导测定或小纤维神经功能检查异常

答案：1. ABCDE；2. AC。

参考文献

[1] POP-BUSUI R, BOULTON A J, FELDMAN E L, et al. Diabetic Neuropathy: A Position Statement by the American Diabetes Association [J]. Diabetes Care, 2017, 40 (1): 136-154.

[2] ELAFROS M A, ANDERSEN H, BENNETT D L, et al. Towards prevention of diabetic peripheral neuropathy: clinical presentation, pathogenesis, and new treatments [J]. Lancet Neurol, 2022, 21 (10): 922-936.

[3] ALBERS J W, POP-BUSUI R. Diabetic neuropathy: mechanisms, emerging treatments, and subtypes [J]. Curr Neurol Neurosci Rep, 2014, 14 (8): 473.

[4] 中华医学会糖尿病学分会神经并发症学组. 糖尿病神经病变诊治专家共识（2021年版）[J]. 中华糖尿病杂志, 2021, 13 (6): 540-557.

[5] 蔡洁, 董继宏, 汪昕. 糖尿病性周围神经病常用评分量表比较与研究 [J]. 中华临床医生杂志（电子版）, 2009, 3 (1): 12-17.

[6] American Diabetes Association. 11. Microvascular Complications and Foot Care: Standards of Medical Care in Diabetes-2021 [J]. Diabetes Care, 2021, 44 (Suppl 1) : S151-S167.

[7] PERKINS B A, OLALEYE D, ZINMAN B, et al. Simple screening tests for peripheral neuropathy in the diabetes clinic [J]. Diabetes Care, 2001, 24 (2) : 250-256.

[8] TAN L S. The clinical use of the 10g monofilament and its limitations: a review [J]. Diabetes Res Clin Pract, 2010, 90 (1) : 1-7.

[9] BOULTON A J, ARMSTRONG D G, ALBERT S F, et al. Comprehensive foot examination and risk assessment: a report of the task force of the foot care interest group of the American Diabetes Association, with endorsement by the American Association of Clinical Endocrinologists [J]. Diabetes Care, 2008, 31 (8) : 1679-1685.

[10] American Diabetes Association. 2. Classification and Diagnosis of Diabetes: Standards of Medical Care in Diabetes-2020 [J]. Diabetes Care, 2020, 43 (Suppl 1) : S14-S31.

[11] CALLAGHAN B C, LITTLE A A, FELDMAN E L, et al. Enhanced glucose control for preventing and treating diabetic neuropathy [J]. Cochrane Database Syst Rev, 2012, 6 (6) : D7543.

[12] SELVARAJAH D, KAR D, KHUNTI K, et al. Diabetic peripheral neuropathy: advances in diagnosis and strategies for screening and early intervention [J]. Lancet Diabetes Endocrinol, 2019, 7 (12) : 938-948.

（胡　丹　林夏鸿）

中成药治疗糖尿病及并发症活学妙用锦囊

阅读要点提示

- 中医药在防治糖尿病及其并发症方面有着悠久的历史和丰富的临床实践经验。
- 治疗糖尿病周围神经病变可使用木丹颗粒和糖脉康颗粒。
- 治疗糖尿病视网膜病变可使用复方丹参滴丸和芪明颗粒。
- 治疗糖尿病肾病可使用黄葵胶囊、金水宝、百令胶囊、肾炎康复片等。
- 中成药联合常规药物有助于糖尿病并发症的缓解。

糖尿病是由于体内胰岛素分泌绝对或相对不足，而引起的以糖代谢紊乱为主的一种全身性疾病，属于中医学消渴症的范畴。中医药在防治糖尿病及其并发症方面有着悠久的历史和丰富的临床实践经验，形成了从整体认识疾病、综合防治和个体化治疗的优势。特别是在合理运用中成药、中草药，配合中医饮食调养、运动治疗、非药物防治技术等方面颇具特色。中医治疗可以改善临床患者症状，减轻西药不良反应，提高患者生活质量，有效防治并发症。

糖尿病并发症包括微血管和大血管病变、神经病变、肾脏病变、视网膜病变等，严重时可导致截肢、肾衰竭和失明等，给患者健康带来严重威胁。现主要介绍了临床常用的几种中成药及其组分、功能主治、注意事项，旨在提高广大基层医生对于糖尿病并发症的中医诊治能力，指导中成药的选择。同时值得指出的是，随着临床用药的迅速发展，且患者中医体质不同，用药选择剂量仅为推荐，具体用药还应结合临床需要。

一、糖尿病周围神经病变

（一）木丹颗粒

1. 主要成分　黄芪、延胡索、三七、赤芍、丹参、川芎、红花、苏木、鸡血藤。

2. 功能主治　益气活血、通络止痛。用于治疗糖尿病性周围神经病变属气虚络阻证，临床表现为四肢末梢及躯干部麻木、疼痛及感觉异常；或见肌肤甲错、面色晦暗、倦怠乏力、神疲懒言、自汗等。

3. 推荐剂量　一次1袋，一日3次。

4. 注意事项　木丹颗粒适用于血糖得到有效控制（空腹血糖水平≤8.0mmol/L，餐后2小时血糖水平≤11.0mmol/L）的糖尿病周围神经病变患者。偶见皮疹或转氨酶升高，如发生以上情况应停止服用。

（二）糖脉康颗粒

1. 主要成分　黄芪、地黄、赤芍、葛根、桑叶、淫羊藿。

2. 功能主治　养阴清热、活血化瘀、益气固肾。用于糖尿病气阴两虚兼血瘀所致的倦怠乏力，气短懒言，自汗，盗汗，五心烦热，口渴喜饮，胸中闷痛，肢体麻木或刺痛，便秘，舌质红少津，舌体胖大，舌薄或花剥，或舌黯有瘀斑，脉弦细或细数，或沉涩等症，以及2型糖尿病并发症见上述证候者。

3. 推荐剂量　一次1袋，一日3次。

4. 注意事项　本品在临床使用中不良反应较小，对其中组分过敏者禁用。方中黄芪补益气血，地黄滋阴养血，赤芍凉血活血，葛根生津，桑叶润燥凉血，淫羊藿补肾阳、强筋骨。诸药合用，共奏养阴清热、活血化瘀、益气固肾之功。

二、糖尿病视网膜病变

（一）复方丹参滴丸

1. 主要成分　丹参、三七、冰片。

2. 功能主治　活血化瘀、理气止痛。用于气滞血瘀所致的胸痹，症见胸闷、心前区刺痛，冠心病及心绞痛见上述证候者。用于2型糖尿病引起的Ⅰ期（轻度）、Ⅱ期（中度）非增殖性糖尿病视网膜病变气滞血瘀证所致的视物昏花、面色晦暗、眼底点片状出血，舌质紫暗或有瘀点瘀斑、脉涩或细涩。

3. 推荐剂量　一次20丸，一日3次。

4. 注意事项　用于非增殖性糖尿病视网膜病变所致气滞血瘀证的症状改善，一次20丸，一日3次。脾胃虚寒患者慎用。如果服药后有胃肠道反应，建议舌下含服或饭后服用。对于有出血倾向或使用抗凝、抗血小板治疗的患者，应注意监测。

（二）芪明颗粒

1. 主要成分　黄芪、葛根、地黄、枸杞子、决明子、茺蔚子、蒲黄、水蛭。

2. 功能主治　益气生津、滋养肝肾、通络明目。用于2型糖尿病视网膜病变单纯型，中医辨证属气阴亏虚、肝肾不足、目络瘀滞证，症见视物昏花、目睛干涩、神疲乏力、五心烦热、自汗盗汗、口渴喜饮、便秘、腰膝酸软、头晕、耳鸣。

3. 推荐剂量　一次1袋，一日3次。

4. 注意事项　服药期间仍需服用基础降糖药物，以便有效地控制血糖。服药期间忌食辛辣油腻食物。脾胃虚寒者，出现湿阴胸闷、胃肠胀满、食少便溏者，或痰多者也不宜服用。个别患者服药后可出现肝功能轻度异常，应停药观察。

三、糖尿病肾病

（一）黄葵胶囊

1. 主要成分　黄蜀葵花。

2. 功能主治　清利湿热、解毒消肿。用于慢性肾炎之湿热症，症见浮肿、腰痛、蛋白尿、血尿、舌苔黄腻等。

3. 推荐剂量　一次5粒，一日3次。

4. 注意事项　孕妇禁服，个别患者可出现消化道不适症状。

（二）金水宝

1. 主要成分　发酵虫草菌粉。

2. 功能主治　补益肺肾、秘精益气。用于肺肾两虚，精气不足，久咳虚喘，神疲乏力，不寐健忘，腰膝酸软，月经不调，阳痿早泄；慢性支气管炎、慢性肾功能不全、高脂血症、肝硬化见上述证候者。

3. 推荐剂量　一次3粒，一日3次。

4. 注意事项　过敏者禁用，孕妇慎用，不宜与其他滋补药物同时服用。

（三）百令胶囊

1. 主要成分　发酵冬虫夏草菌粉（Cs-C-Q80）。

2. 功能主治　补肺益肾、益精填髓。用于肺肾两虚引起的咳嗽、气喘、咯血、腰背酸痛、面目浮肿、夜尿清长；慢性支气管炎、慢性肾功能不全的辅助治疗。

3. 推荐剂量　一次5～15粒，一日3次。

4. 注意事项　过敏者禁用，服药期间忌食辛辣、生冷、油腻食物。

（四）肾炎康复片

1. 主要成分　西洋参、人参、地黄、杜仲（炒）、山药、白花蛇舌草、黑豆、土茯苓、益母草、丹参、泽泻、白茅根、桔梗。

2. 功能主治　益气养阴、补肾健脾、清解余毒。主治慢性肾小球肾炎，属于气阴两虚，脾肾不足，毒热未清证者，表现为神疲乏力、腰酸腿软、面浮肢肿、头晕耳鸣、蛋白尿、血尿等症。

3. 推荐剂量　一次8片，一日3次。

4. 注意事项　服药期间忌食辛、辣、肥、甘等刺激性食物。

（五）尿毒清颗粒

1. 主要成分　大黄、黄芪、桑白皮、党参、白术、茯苓、制何首乌、白芍、丹参、车前草。

2. 功能主治　通腑降浊、健脾利湿、活血化瘀。用于慢性肾衰竭、氮质血症期和尿毒症早期、中医辨证属脾虚湿浊症和脾虚血瘀症者。可降低肌酐、尿素氮水平，稳定肾功能，延缓患者透析时间；对改善肾性贫血，提高血钙、降低血磷也有一定的作用。

3. 推荐剂量　一日4次，6：00、12：00、18：00各服5g，22：00服10g。

4. 注意事项　适用于任何原因引起的慢性肾衰竭。长期服用无明显毒副作用，部分患者可出现稀便。禁忌与氧化淀粉等化学吸附剂合用。

四、总结

我国糖尿病患病人数不断增加，而且知晓率、治疗率和治疗达标率仍偏低，这一现状在基层医疗单位表现更为突出。中医学要在基层单位糖尿病防治中发挥作用，提高基层单位中医糖尿病防治和服务能力是当务之急。现主要介绍了治疗糖尿病并发症常用的几种药物：治疗糖尿病周围神经病变可使用木丹颗粒和糖脉康颗粒；治疗糖尿病视网膜病变可使用复方丹参滴丸和芪明颗粒；治疗糖尿病肾病可使用黄葵胶囊、金水宝、百令胶囊、肾炎康复片等。中成药联合常规药物有助于缓解糖尿病的并发症。

【互动小问题】

1. 复方丹参滴丸的主要成分包括（　　）

A. 丹参　　　　　　B. 决明子　　　　　　C. 三七

D. 冰片　　　　　　E. 地黄

2. 可用于糖尿病肾病的常用中成药包括（　　）

A. 黄葵胶囊　　　　B. 金水宝　　　　　　C. 百令胶囊

D. 肾炎康复片　　　E. 尿毒清颗粒

答案：1. ACD；2. ABCDE。

参考文献

[1] 中华医学会糖尿病学分会. 中国2型糖尿病防治指南（2020年版）[J]. 中华糖尿病杂志，2021，13（4）：315-409.

[2] 中华中医药学会糖尿病分会. 糖尿病周围神经病变中医临床诊疗指南（2016年版）[J]. 中医杂志, 2017, 58（7）: 625-630.

[3] CAVALLARI I, BHATT D L, STEG P G, et al. Causes and Risk Factors for Death in Diabetes: A Competing-Risk Analysis From the SAVOR-TIMI 53 Trial [J]. J Am Coll Cardiol, 2021, 77（14）: 1837-1840.

[4] KANNEL W B, D'AGOSTINO R B, WILSON P W, et al. Diabetes, fibrinogen, and risk of cardiovascular disease: the Framingham experience [J]. Am Heart J, 1990, 120（3）: 672-676.

[5] KANNEL W B, MCGEE D L. Diabetes and glucose tolerance as risk factors for cardiovascular disease: the Framingham study [J]. Diabetes Care, 1979, 2（2）: 120-126.

[6] YU B, LI M, HUANG H, et al. Acupuncture treatment of diabetic peripheral neuropathy: An overview of systematic reviews [J]. J Clin Pharm Ther, 2021, 46（3）: 585-598.

[7] 刘晓霞, 刘天, 何东盈, 等. 糖脉康颗粒联合西洛他唑治疗糖尿病周围神经病变的临床研究 [J]. 中国医院用药评价与分析, 2021, 21（5）: 560-562, 6.

[8] 楼天红. 糖脉康颗粒治疗糖尿病周围神经病变疗效观察 [J]. 浙江中西医结合杂志, 2005, 15（1）: 44-45.

[9] 韩琳娜, 李一梅, 谢波. 复方丹参滴丸治疗非增生期糖尿病视网膜病变的研究进展 [J]. 中成药, 2015, 37（2）: 382-384.

[10] 段俊国, 廖品正, 吴烈, 等. 中药复方芪明颗粒治疗糖尿病视网膜病变双盲双模拟随机对照多中心临床研究 [J]. 成都中医药大学学报, 2006, 29（2）: 1-5.

[11] 臧乐红, 杨玉青. 芪明颗粒治疗非增殖期糖尿病视网膜病变疗效观察 [J]. 陕西中医, 2011, 32（4）: 429-430.

[12] 王志飞, 张强, 谢雁鸣. 黄葵胶囊治疗慢性肾脏疾病的临床综合评价 [J]. 中国中药杂志, 2022, 47（6）: 1484-1492.

[13] 陈萍, 万毅刚, 王朝俊, 等. 黄蜀葵花制剂治疗慢性肾脏病的机制和疗效 [J]. 中国中药杂志, 2012, 37（15）: 2252-2256.

[14] 张小刚, 张小丽. 黄葵胶囊治疗早期糖尿病肾病蛋白尿的疗效观察 [J]. 中国中西医结合肾病杂志, 2005, 6 (6): 366.

[15] 钟娟, 钟庆荣, 石宏斌, 等. 金水宝片对老年糖尿病肾病患者营养状况和肾功能的影响 [J]. 广西医学, 2020, 42 (14): 1824-1826.

[16] 毛家玺, 程铭, 汤晓静. 金水宝治疗糖尿病肾病的系统评价 [J]. 中国中西医结合肾病杂志, 2012, 13 (6): 526-530.

[17] 黄丹, 陈世金, 陈倩. 百令胶囊联合坎地沙坦酯治疗老年糖尿病肾病的临床研究 [J]. 国际老年医学杂志, 2022, 43 (6): 720-724.

[18] 李娟, 张学辉, 冯双双, 等. 百令胶囊辅治对早期糖尿病肾病患者肾功能及血清胰岛素样生长因子和炎症因子水平的影响 [J]. 湖北中医药大学学报, 2022, 24 (3): 8-11.

[19] 王晓丽, 薛倍倍, 李春霞, 等. 肾炎康复片治疗糖尿病肾病研究进展 [J]. 世界中医药, 2022, 17 (4): 565-570.

[20] 赵毓芳, 史国辉, 孙原, 等. 肾炎康复片治疗老年糖尿病肾病的临床观察 [J]. 中国老年学杂志, 2012, 32 (16): 3435-3436.

[21] 崔丽红, 孙长喜. 尿毒清颗粒联合贝那普利治疗早期糖尿病肾病的临床研究 [J]. 现代药物与临床, 2022, 37 (11): 2545-2550.

[22] 贾晓梅, 胡志娟, 董春霞, 等. 尿毒清颗粒在糖尿病肾病中抗氧化应激作用的观察 [J]. 山东医药, 2010, 50 (17): 56-57.

[23] LI Y, TENG D, SHI X, et al. Prevalence of diabetes recorded in mainland China using 2018 diagnostic criteria from the American Diabetes Association: national cross sectional study [J]. BMJ, 2020, 369: m997.

[24] WANG L, PENG W, ZHAO Z, et al. Prevalence and Treatment of Diabetes in China, 2013-2018 [J]. JAMA, 2021, 326 (24): 2498-2506.

[25] 中华中医药学会糖尿病基层防治专家指导委员会. 国家糖尿病基层中医防治管理指南（2022）[J]. 中医杂志, 2022, 63 (24): 2397-2414.

（于永卓　王颜刚）

高血糖高渗状态的临床表现及诊疗

阅读要点提示

- 高血糖高渗状态（HHS）是糖尿病急性代谢紊乱的并发症之一。

- 以严重高血糖、高血浆渗透压、脱水为特征，常伴有不同程度的意识障碍。

- 通常无明显的糖尿病酮症酸中毒（DKA）。

一、诱因

1. 应激：感染、外伤、手术、脑血管意外、心肌梗死、胰腺炎、中暑。

2. 摄水不足：老年患者、昏迷、胃肠道疾病。

3. 失水过多：呕吐、腹泻、大面积烧伤。

4. 药物：激素、利尿药、苯妥英钠、氯丙嗪、免疫抑制剂等。

5. 高糖摄入：服用大量含糖饮料、静脉高营养、含糖溶液的血液透析及腹膜透析。

6. 机体对胰岛素产生抵抗、血糖升高、加重脱水最终诱发或加重HHS的发生与发展。

7. 不适当停用降糖药物。

二、病因及发病机制

1. 胰岛素相对缺乏　无酮体生成或非常少。

2. 高血糖　血中胰岛素有效作用的减弱，同时多种反向调节激素水平升高，如胰高血糖素、儿茶酚胺、皮质激素、生长激素等，由于这些激素水平的变化而导致肝脏和肾脏葡萄糖生成增加、外周组织对葡萄糖的利用降低，导致高血糖。

3. 脱水及高渗　严重高血糖致渗透性利尿，失水多于失盐，导致脱水；血容量减少可继发醛固酮和皮质醇升高，形成钠潴留，加重高钠血症，达155mmol/L以上；血浆渗透压进一步升高。

上述病理生理改变，导致高血糖、高血钠、高血浆渗透压，以及低血容量和细胞内脱水。

提示：脑细胞脱水和脑供血不足使HHS的神经精神症状远比DKA明显。

三、临床表现及实验室检查

（一）前驱期

一般从开始发病到出现意识障碍需要1～2周，偶尔急性起病，30%～40%的患者可无糖尿病病史。常先出现口渴、多尿和乏力等糖尿病症状，或原有症状进一步加重，多食不明显，有时甚至表现为食欲减退。

（二）典型期

典型期患者主要表现为脱水和神经系统两组症状和体征。

1. 血浆渗透压＞320mOsm/L时，即可以出现精神症状，如淡漠、嗜睡等。

2. 血浆渗透压＞350mOsm/L时，可出现定向力障碍、幻觉、上肢拍击样粗震颤、癫痫样发作、偏瘫、偏盲、失语、视觉障碍、昏迷和病理征阳性。

（三）实验室检查

1. 血糖：≥33.3mmol/L，通常为33.3～66.6mmol/L。

2. 有效血浆渗透压：≥320mOsm/L，通常为320～430mOsm/L。计算公式：有效血浆渗透压（mOsm/L）＝2×（Na$^+$＋K$^+$）＋血糖（均以mmol/L计算）。

3. 血常规：脱水导致血液浓缩，血红蛋白增多，白细胞计数升高。

4. 尿液检查：尿糖强阳性，尿酮体阴性或弱阳性。

5. 血酮可以轻度升高；尿素氮、肌酐可表现为肾前性升高，治疗后可显著下降。

6. 酸碱平衡：pH常＞7.3；可合并轻至中度代谢性酸中毒。

7. 血浆电解质：Na^+＞145mmol/L；K^+正常，或升高，或降低。

四、诊断依据

1. HHS的实验室诊断参考标准见表1-8。

（1）血糖≥33.3mmol/L。

（2）有效血浆渗透压≥320mOsm/L。

（3）血清HCO_3^-≥18mmol/L或动脉血pH≥7.3。

（4）尿糖呈强阳性，尿酮阴性或为弱阳性；血酮不高或轻度增高。

（5）阴离子间隙＜12mmol/L。

2. 中老年患者，无论有无糖尿病病史，如出现以下情况，需考虑高渗可能。

（1）进行性意识障碍伴脱水表现。

（2）无其他原因可解释的神经系统症状：癫痫、抽搐、病理征等。

表1-8　DKA与HHS鉴别诊断

项目	DKA			HHS
	轻度	中度	重度	
血糖/（mmol/L）	＞13.9	＞13.9	＞13.9	＞33.3
血pH	7.25～7.30	7.00～＜7.24	＜7.00	＞7.30
HCO_3^-/（mmol/L）	15～18	10～＜15	＜10	＞18
尿酮	阳性	阳性	阳性	微量
血酮	阳性	阳性	阳性	微量
血浆渗透压/（mOsm/L）	可变的	可变的	可变的	＞320
阴离子间隙/（mmol/L）	＞10	＞12	＞12	＜12
精神状态	清醒	清醒/嗜睡	木僵/昏迷	木僵/昏迷

（3）感染、心肌梗死、手术应激情况下多尿。

（4）大量摄糖、静脉输糖、应用激素致血糖升高，多尿伴有意识改变。

（5）血糖显著增高，口干多饮多尿较前加重。

五、治疗

（一）治疗原则

HHS病情危重、并发症多，病死率高于DKA，强调早期诊断和治疗。

1. 积极补液，纠正脱水。

2. 小剂量胰岛素静脉输注控制血糖。

3. 纠正水电解质紊乱和酸碱平衡失调。

4. 去除诱因和治疗并发症。

（二）补液

HHS失水比DKA更严重，24小时总的补液量一般应为100 ～ 200ml/kg。

1. 包括口服或鼻饲补液，静脉补液可以采用等渗溶液。生理盐水为等渗溶液可以作为静脉补液首选。

2. 补液速度：第1小时给予1.0 ～ 1.5L，随后补液速度根据脱水程度、电解质水平、有效血浆渗透压、尿量等调整。治疗开始后应每小时检测或计算有效血浆渗透压，并据此调整输液速度，使其下降速度为3 ～ 8mOsm/（L·h）。参考补液速度：第2小时1L，第3 ～ 5小时0.5 ～ 1L/h，第6 ～ 12小时0.25 ～ 0.5L/h。

3. 当补足液体而血浆渗透压不再下降或血钠升高时，可考虑给予0.45% 氯化钠溶液。

4. 对于HHS患者，补液即可使血糖下降，当血糖下降至16.7mmol/L时，需补充5%葡萄糖溶液，按每2 ～ 4g葡萄糖加入1U胰岛素进行中和，直至血糖得到控制。

提示：HHS常合并血钠异常，高血糖造成高渗透压，使细胞内水转移至细胞外导致血钠稀释性下降，胰岛素治疗后，随着血糖下降，水从细胞外重新回到细胞内。如果补液不充分，此时血钠测定值可能比治疗前更高。为了确定体内脱水程度，应计算校正后血钠。血糖＞5.6mmol/L时，按血糖每升高5.6mmol/L，血钠下降1.6mmol/L。校正后的血钠＞140mmol/L提示严重脱水。也可通过公式纠正假性低钠血症，纠正的［Na$^+$］＝测得的［Na$^+$］（mg/dl）＋1.6×［血糖（mg/dl）−100］/100。

（三）胰岛素治疗

1．小剂量胰岛素持续静脉输注：推荐以0.1U/（kg·h）速度持续静脉滴注。

2．当血糖降至16.7mmol/L时，应减慢胰岛素的滴注速度至0.02～0.05U/（kg·h），同时续以葡萄糖溶液静脉滴注，并不断调整胰岛素用量和葡萄糖浓度，使血糖维持在13.9～16.7mmoL/L，直至高血糖危象缓解。

提示：HHS缓解主要表现为血渗透压水平降至正常，患者意识状态恢复正常。

（四）补钾治疗

1．在开始胰岛素及补液治疗后，若患者的尿量正常，血钾＜5.2mmol/L时即应静脉补钾，一般在每升输注溶液中加氯化钾1.5～3.0g，维持血钾水平在4～5mmol/L。

2．如治疗前患者已有低钾血症，尿量≥40ml/h时，在补液和胰岛素治疗同时必须补钾。

3．严重低钾血症可危及生命，若发现血钾＜3.3mmol/L，应优先进行补钾治疗，当血钾升至3.3mmol/L时，再开始胰岛素治疗，以免发生致死性心律失常、心搏骤停和呼吸肌麻痹。

（五）连续性肾脏替代治疗

早期给予连续性肾脏替代治疗（CRRT），能有效减少并发症的出现，减少住院时间，降低患者病死率。CRRT的机制为它可以平稳有效地补充水分和降低血浆渗透压。另外，CRRT可清除循环中的炎症介质、内毒素，减少多器官功能障碍综合征等严重并发症的发生。但CRRT治疗HHS仍是相对较新的治疗方案，还需要更多的研究以明确CRRT的治疗、预后。

（六）其他治疗

包括去除诱因，纠正休克，防治低血糖和脑水肿、预防压疮等。

六、总结

1. HHS是糖尿病的严重急性并发症之一，临床以严重的高血糖、高血浆渗透压、脱水为特征，常伴有不同程度的意识障碍，通常无明显DKA。HHS的病情危重，病死率高，多见于老年2型糖尿病患者。

2. HHS的实验室诊断参考标准：①血糖≥33.3mmol/L。②有效血浆渗透压≥320mOsm/L。③血清HCO_3^-≥18mmol/L或动脉血pH≥7.3。④尿糖呈强阳性，而血酮体及尿酮呈阴性或为弱阳性。⑤阴离子间隙＜12mmol/L。

3. HHS的治疗主要为大量补液，包括静脉及口服补液；小剂量胰岛素持续静脉滴注，纠正电解质紊乱和对症治疗。

【互动小问题】

1. 补液是治疗HHS的首要措施，原则上应（　　）

A. 先快后慢　　　　　B. 先慢后快　　　　　C. 匀速进行

2. 补液首选（　　），当血糖下降至（　　）时，需补充（　　）

A. 5%葡萄糖溶液，16.7mmol/L，0.9%氯化钠溶液

B. 0.9%氯化钠溶液，16.7mmol/L，5%葡萄糖溶液

C. 0.45%氯化钠溶液，16.7mmol/L，5%葡萄糖溶液

答案：1. A；2. B。

参考文献

[1] 中华医学会糖尿病学分会. 中国2型糖尿病防治指南（2020年版）[J]. 中华糖尿病杂志，2021，13（4）：315-409.

［2］中华医学会糖尿病学分会. 中国高血糖危象诊断与治疗指南 ［J］. 中华糖尿病杂志, 2013, 5（8）：449-461

（王 清 张 研）

糖尿病酮症酸中毒的发病机制和诊治技巧

阅读要点提示

- 糖尿病酮症酸中毒的诊断标准。
- 糖尿病酮症酸中毒的发病机制。
- 糖尿病酮症酸中毒的治疗原则。

一、糖尿病酮症酸中毒的定义

糖尿病酮症酸中毒（DKA）是最常见的糖尿病急症。以高血糖、酮症和酸中毒为主要表现，是胰岛素不足和拮抗胰岛素激素过多共同作用所致的严重代谢紊乱综合征。1型糖尿病有自发DKA的倾向；2型糖尿病也可发生DKA。

二、糖尿病酮症酸中毒的诊断标准

血酮体升高（血酮体≥3mmol/L）或尿糖和酮体阳性（＋＋以上），伴有血糖增高（血糖＞13.9mmol/L），血pH（pH＜7.3）和/或碳酸氢根＜15mmol/L），无论有无糖尿病病史，均可诊断为DKA。

三、糖尿病酮症酸中毒的发病机制

各种诱因引起的胰岛素极度缺乏，导致脂肪动员和分解加速，产生大量酮体，包括丙酮、乙酰乙酸和β-羟丁酸，早期通过组织利用、体液缓冲及肺肾调节代偿，血pH可维持正常，当酸性代谢产物的积累超出机体代偿能力时即出现酮症酸中毒。

高血糖、高血酮使血浆渗透压升高，细胞内液向细胞外转移，引起细胞脱水伴渗透性利尿；蛋白质和脂肪分解加速，产生大量酸性代谢产物，排泄带出水分；酮体从肺排出带走大量水分；食欲减退、恶心、呕吐使水摄入量减少及丢失过多；严重失水引起血容量不足，血压下降，甚至循环衰竭。

渗透性利尿、食欲减退、呕吐使钠、钾、氯、磷等电解质摄入减少，丢失增多，引起电解质代谢紊乱。体内总钠缺失，但由于失水引起血液浓缩，血钠一般正常或减低；体内严重缺钾，但由于酸中毒和胰岛素作用不足，钾离子从细胞内逸出，以及血液浓缩、肾功能减退引起钾离子滞留，因此血钾浓度可正常甚或增高。治疗过程中，随着血容量的补充、胰岛素的使用及纠酸治疗后，可发生严重低血钾，诱发心律失常甚至心搏骤停。

DKA时红细胞糖化血红蛋白增加及2,3-二磷酸甘油酸（2,3-DPG）减少，使血红蛋白与氧亲和力增高，血氧解离曲线左移。酸中毒时，血氧解离曲线右移，释放氧增加，起代偿作用。若酸中毒纠正过快，失去这一代偿作用，可使组织缺氧加重，引起脏器功能紊乱，尤以脑缺氧加重，脑水肿最为重要。

严重失水，血容量减少和微循环障碍可导致低血容量性休克；肾灌注量减少引起少尿或无尿，严重者发生急性肾衰竭；严重酸中毒、失水、缺氧、体循环及微循环障碍可导致脑细胞失水或水肿、中枢神经系统功能障碍。

四、糖尿病酮症酸中毒的治疗原则

基本原则：大量补液、小剂量胰岛素、注意补钾，谨慎补碱，去除诱因，防治并发症。

1. 补液　是治疗的关键环节，能纠正失水，恢复血容量和肾灌注，有助于降低血糖和清除酮体。补液总量约为体重的10%，补液速度应先快后慢，对于无心力衰竭的患者，在开始2小时内输入1000～2000ml，随后补液速度取决于脱水程度、电解质水平、尿量等。一般24小时内补足预先估计的液体丢失量，4000～6000ml；对于老年人及心、肾功能不全的患者应注意减少液量及减慢输液速度，并严密监测血浆渗透压，可将补液量的1/3～1/2经口服补充。血糖＞13.9mmol/L时可补充生理盐水，如伴有低血压或休克应联合胶体液，同时注意监测血钾；血糖≤11.1mmol/L时，需补充5%葡萄糖并继续胰岛素治疗，葡萄糖加胰岛素有利于减少酮体的产生。值得注意的是，尿酮在

DKA缓解时仍可持续存在，因尿酮检测主要测定的是弱酸乙酰乙酸，而血酮检测主要测定的是较强酸β-羟丁酸。若患者临床表现减轻，血酮不高、血糖接近正常而尿酮阳性，则表明病情好转，DKA缓解。

2. 胰岛素　一般采用小剂量短效胰岛素持续静脉滴注［0.1U/（kg·h）］，保持血糖每小时下降2.8～4.2mmol/L，如在第1小时内血糖下降不明显，且脱水已基本纠正，胰岛素剂量可增加。当血糖降至11.1mmol/L时，应开始给予5%葡萄糖溶液，并按比例加入胰岛素（葡萄糖∶胰岛素＝2～4g∶1U）。此后每1～2小时测定血糖，根据血糖下降情况调整胰岛素用量，使血糖维持在8.3～11.1mmol/L。

3. 补钾　在输液中，只要患者血钾＜5.2mmol/L，且尿量≥40ml/h即应静脉补钾；若血钾＜3.3mmol/L，应优先进行补钾治疗，当血钾升至3.3mmol/L时，再开始胰岛素治疗。每日补钾总量为4～6g，应密切监测血钾。待病情好转，血钾正常，已能进食者可改为口服补钾。

4. 补碱　DKA患者非必要不补碱。因DKA的基础是酮酸生成过多，非碳酸氢盐损失过多，通过补液和胰岛素治疗后脂肪分解受抑制，酮体产生减少，氧化增加，可产生碳酸氢盐，酸中毒即可自行纠正，故仅在pH≤6.9时考虑适当补碱治疗。补碱宜少宜慢，一般先使用5%碳酸氢钠100～200ml，依据pH及碳酸氢盐再决定以后的用量。当血浆渗透压很高时，可用1.25%碳酸氢钠等渗溶液（3份注射用水＋1份5%碳酸氢钠）输注。此后每2小时测定1次血pH，直至其维持在7.0以上。补碱过多过快的危害包括：脑脊液pH呈反常性降低，引起脑细胞酸中毒，加重昏迷；血pH骤然升高，而红细胞2,3-DPG降低和高糖化血红蛋白状态改变较慢，使血红蛋白与氧的亲和力增加，加重组织缺氧，有诱发和加重脑水肿的危险；促进钾离子向细胞内转移，可加重低钾血症，并出现反跳性碱中毒，故补碱需十分慎重。

5. 去除诱因，治疗并发症　①休克：一般经补液即可纠正，如合并出血、严重酸中毒、低血钾、感染、心肌梗死、肾上腺功能不全等，可使用全血或血浆代用品，同时避免血糖下降过快，如休克持续存在可考虑使用糖皮质激素和升压药物。②感染：是DKA最常见的诱因，也可以是其并发症，呼吸道及泌尿系感染最常见，应积极治疗。因DKA可引起低体温和白细胞增多，故不能单靠有无发热或血象来判断感染。昏迷者若有感染证据，应及时采取足量敏感的抗生素治疗。③心力衰竭和心律失常：老年人或合并冠心病者（尤其是急性心肌梗死）输液过多等可导致心力衰竭和肺水肿，应注意预防，一旦出现，应予相应治疗；血钾过低和过高均可引起严重心律失常，应在心电监护下，尽早发现，及时治疗。④肾衰竭：DKA时失水和休克，或原来已有肾病变，以及治疗延误等，均可引起急性肾衰竭。如患者经治疗后数小时仍无尿应考虑肾衰竭，一旦发现，及时处理。另外，需注意排除糖尿病自主神经病变者常有的膀胱充盈、尿潴留。⑤脑水肿：病死率高，可能与脑缺氧、补碱过早过多过快、血糖下降过快过低和补液过多等因素有关。治疗DKA时减慢纠正高渗、高糖及酸中毒的速度可减少脑水肿的发生。

【互动小问题】

1. DKA的诱因包括（　　）

A. 急性感染　　　　　B. 治疗不当　　　　　C. 饮食失控

D. 胃肠道疾病　　　　E. 应激

2. 当DKA患者血糖降至（　　）mmol/L时，开始给予5%葡萄糖溶液

A. 9.9　　　　　　　B. 10.1　　　　　　　C. 11.1

D. 12.9　　　　　　　E. 13.9

答案：1. ABCDE；2. C。

参考文献

[1] 中华医学会糖尿病学分会. 中国高血糖危象诊断与治疗指南 [J]. 中华糖尿病杂志, 2013, 5（8）：449-461.

[2] KARSLIOGLU FRENCH E, DONIHI A C, KORYTKOWSKI M T. Diabetic ketoacidosis and hyperosmolar hyperglycemic syndrome: review of

acute decompensated diabetes in adult patients [J]. BMJ, 2019, 365: 1114.

[3] NYENWE E A, KITABCHI A E. The evolution of diabetic ketoacidosis: An update of its etiology, pathogenesis and management [J]. Metabolism, 2016, 65 (4): 507-521.

[4] GALLO D E MORAES A, SURANI S. Effects of diabetic ketoacidosis in the respiratory system [J]. World J Diabetes, 2019, 10 (1): 16-22.

[5] 中华医学会内分泌学分会. 中国糖尿病血酮监测专家共识 [J]. 中华内分泌代谢杂志, 2014, 30 (3): 177-183.

[6] DHATARIYA K K, JOINT BRITISH DIABETES SOCIETIES FOR INPATIENT C. The management of diabetic ketoacidosis in adults-An updated guideline from the Joint British Diabetes Society for Inpatient Care [J]. Diabet Med, 2022, 39 (6): e14788.

[7] BUSE J B, WEXLER D J, TSAPAS A, et al. 2019 Update to: Management of Hyperglycemia in Type 2 Diabetes, 2018. A Consensus Report by the American Diabetes Association (ADA) and the European Association for the Study of Diabetes (EASD) [J]. Diabetes Care, 2020, 43 (2): 487-493.

[8] GARBER A J, HANDELSMAN Y, GRUNBERGER G, et al. Consensus Statement by the American Association of Clinical Endocrinologists and American College of Endocrinology on the Comprehensive Type 2 Diabetes Management Algorithm-2020 Executive Summary [J]. Endocr Pract, 2020, 26 (1): 107-139.

[9] UMPIERREZ G, KORYTKOWSKI M. Diabetic emergencies - ketoacidosis, hyperglycaemic hyperosmolar state and hypoglycaemia[J]. Nat Rev Endocrinol, 2016, 12 (4): 222-232.

[10] 中华医学会糖尿病学分会. 中国2型糖尿病防治指南（2020年版）[J]. 中华糖尿病杂志, 2021, 13 (4): 315-409.

[11] CHEN T, ZHANG D, BAI Z, et al. Successful Treatment of Diabetic Ketoacidosis and Hyperglycemic Hyperosmolar Status in an Infant with KCNJ11-Related Neonatal Diabetes Mellitus via Continuous Renal Replacement Therapy [J]. Diabetes Ther, 2018, 9 (5) : 2179-2184.

[12] AZOVA S, RAPAPORT R, WOLFSDORF J. Brain injury in children with diabetic ketoacidosis: Review of the literature and a proposed pathophysiologic pathway for the development of cerebral edema [J]. Pediatr Diabetes, 2021, 22 (2) : 148-160.

（李雪锋　唐　俊　徐焱成）

糖尿病患者感染抗炎治疗时糖皮质激素的选择

阅读要点提示

- 糖皮质激素在人体内的合成与分布。
- 糖皮质激素的抗炎机制。
- 常用糖皮质激素的特征比较。
- 糖皮质激素的临床应用。
- 药物不良反应的预防。

在新近流行的新型冠状病毒感染期间，很多内分泌疾病患者，如糖尿病患者、垂体功能低下患者感染后更容易进展成肺炎。世界卫生组织（WHO）及我国多家制定指南或倡议应用糖皮质激素治疗重症感染患者以减轻炎症反应或炎症风暴。新型冠状病毒感染各版本治疗指南多推荐首选地塞米松，也有部分指南将甲泼尼龙列在可选之列。但在患有垂体功能减退、肾上腺皮质功能减退和糖尿病的患者，可能需要不同的选择。如何在保证抗炎疗效的同时减少药物不良反应，如高血糖、免疫抑制和抑制内源性皮质醇分泌等，并及时治疗并发症，是医患双方共同关注的焦点。因此，需要熟悉糖皮质激素的特性及其各种药物的差异，选择更加适合的药物和疗程。

一、糖皮质激素在人体内的合成与分布

1. 血液中糖皮质激素的来源与调控　人体下丘脑－垂体－肾上腺形成了反馈调节环，称下丘脑－垂体－肾上腺。肾上腺皮质分泌的糖皮质激素——皮质醇，对下丘脑、垂体形成负反馈抑制，防止下丘脑垂体继续分泌过多的促肾上腺皮质激素释放激素（CRH）及促肾上腺皮质激素（ACTH），导致肾上腺增生、产生过多的皮质醇，而皮质醇水平下降则其抑制作用减弱，下丘脑垂体

增加CRH或ACTH分泌，促进肾上腺增生增加皮质醇分泌，以保持皮质醇水平在合适的范围内，避免过高或过低，形成稳态调控。

　　人体血液中的皮质醇来源于肾上腺皮质束状带的分泌，正常成年人肾上腺每天合成约20mg的皮质醇。在感染、应激状态下，皮质醇的浓度数分钟内可以升高，甚至达十几倍（图1-7），以对抗炎症应激。

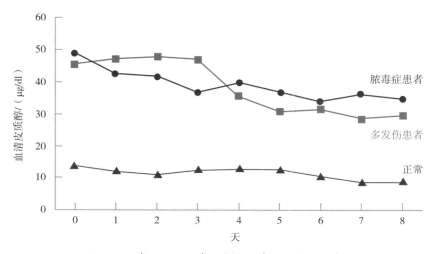

图1-7　正常人以及脓毒症患者血清皮质醇分泌情况
来源：2022 UpToDate，Inc.and/or its affiliates.All Rights Reserved.

　　2. 分泌的节律与方式　肾上腺皮质激素的分泌也并不是匀速生成分泌的。一般皮质醇激素分泌呈脉冲式，而且有昼夜周期节律性，早晨6～8时含量最高，夜间12时至次日2时最低（图1-8b）。抽血检测时应当遵循皮质醇节律的波动规律，一般上午8时，下午4时，夜间12时。图1-8c是啮齿类动物皮质醇的脉冲式分泌及日节律图。反映肾上腺糖皮质激素的脉冲式具有昼夜节律特征是大部分生物共有的，不仅局于人类。

　　3. 血液中的运输　血液中90%的皮质醇与皮质类固醇结合球蛋白（CBG）以1：1方式结合，少量游离或与白蛋白松散结合。CBG是一种由肝脏合成的α₂球蛋白。在妊娠、雌激素治疗、甲状腺功能亢进时增加，发热、感染时也增加；在甲状腺功能减退、遗传性合成缺陷、营养不良等蛋白质缺乏时减

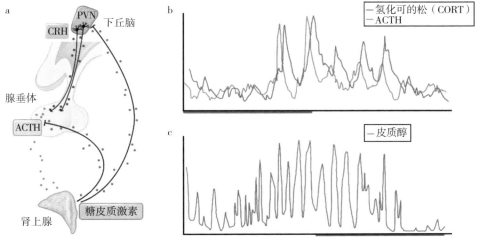

图 1-8　皮质醇的分泌调节与分泌节律

少，也有基因突变导致 CBG 下降的报道。氢化可的松入血后大部分与血浆蛋白结合（与球蛋白结合 77%，与白蛋白结合 15%）形成结合型转运至全身，正常血游离型仅占 5%。结合型无活性，可以与游离型相互转化，只有游离皮质醇能从血液弥散到细胞外液进入靶细胞发挥生物作用。泼尼松龙 70% ～ 90%与激素 CBG 结合力强，可与内源性激素皮质醇竞争结合 CBG，饱和后再与白蛋白结合，其他人工合成的糖皮质激素如甲泼尼龙、地塞米松、倍他米松等不与 CBG 结合，65% ～ 75% 与白蛋白结合，故游离比例高。因此，在营养不良、血浆白蛋白低的患者，同等剂量药物产生的血药浓度会更高，应注意，有时可能要适当减少用药剂量。可的松和泼尼松为前体药，需在肝内分别转化为氢化可的松和泼尼松龙才生效，故肝功能不全者不宜选用。当血浆皮质醇（氢化可的松）过多时，CBG 饱和后游离皮质醇浓度会更快速地上升。

4. 局部组织合成糖皮质激素　迄今为止，已证实免疫细胞、皮肤、淋巴结、脂肪组织、肺组织、肝脏、肠道及神经组织等也可以从头合成糖皮质激素，这些肾上腺外组织合成的皮质醇对血液中皮质醇浓度影响不大，但在局部组织可能影响较大，有待进一步研究。

5. 细胞内糖皮质激素数量的调控　在一些靶细胞表达 11β-羟基类固醇脱氢酶 2（11β-hydroxysteroid dehydrogenase，11β-HSD2），11β-HSD2 可以把皮质醇转化为无活性的皮质素，减少皮质醇与盐皮质激素受体结合，减少不良反应。

11β-羟基类固醇脱氢酶1型同工酶将无活性的皮质素转化为皮质醇，是可的松和泼尼松发挥作用的前提。

二、抗炎机制

1. 诱导抗炎因子的合成　GC有快速、强大而非特异性的抗炎作用。对各种炎症均有效。在炎症初期，GC抑制毛细血管扩张，减轻渗出和水肿，又抑制白细胞的浸润和吞噬，从而减轻炎症症状。在炎症后期，抑制毛细血管和纤维母细胞的增生，延缓肉芽组织的生成。

（1）诱导脂皮素1（膜联蛋白A1）的合成，抑制PLA2活性而减少前列腺素和白介素的生成。

（2）诱导血管紧张素转换酶合成，促进缓激肽降解和增加血管紧张素Ⅱ的生成。

（3）诱导炎症蛋白质的合成而抑制白细胞炎症蛋白酶的生成。

（4）诱导IL-10的合成，而抑制巨噬细胞分泌IL-1、IL-2、IL-8、TNF等炎症因子。

2. 抑制炎性因子的合成　包括以下内容。

（1）抑制白介素（IL-1、IL-3、IL-2、IL-5、IL-6、IL-8）及肿瘤坏死因子α（TNF-α）、巨噬细胞集落刺激因子（GM-CSF）的合成分泌。

（2）抑制巨噬细胞中NOS的活性而减少炎性因子NO的合成。

（3）基因转录水平上抑制ELAM-1和ICAM-1等黏附分子的表达。

（4）诱导炎性细胞的凋亡。

（5）收缩血管并抑制蛋白水解酶的释放。

（6）抑制单核细胞、中性粒细胞和巨噬细胞向炎症部位的募集和吞噬功能。

三、常用糖皮质激素的特征比较

1. 糖皮质激素的结构特征与修饰基团　人工合成的糖皮质激素，都是以氢化可的松（皮质醇）为母体进行改造而成。11位C原子连接−OH的，为活性形式；连接＝O的可的松和泼尼松，为前体药，需要在肝脏活化为−OH转变为活性形式才具有活性。合成类糖皮质激素经氟化、甲基化后可避免被2型同工酶氧化灭活而延长活性。

2. 药理特征　表1-9包括常用糖皮质激素药物代谢及药效学常用参数，可供参考。应注意，药物的抗炎和免疫抑制效应差别较大。

表1-9　糖皮质激素的药理特征

药物名称	等效剂量	蛋白结合	受体亲和力	糖代谢效应	抗炎效应	免疫抑制	水盐代谢	血浆半衰期/min	生物半衰期/h	HPA抑制强度
氢化可的松	20	＋＋＋＋	1	1	1	1	1	90	8～12	1
可的松	25	−	0.01	0.8	0.8	0	0.8	80～118	8～12	
泼尼松	5	＋＋＋	0.05	4	3.5	0	0.3～0.8	60	18～36	4
泼尼松龙	5	＋＋	2.2	5	4	0	0.3～0.8	115～200	18～36	4
甲泼尼龙	4	−	11.9	5	5	11	0.5	180	18～36	4
曲安奈德	4	＋＋	1.9	5	5		0	30	18～36	4
地塞米松	0.75	＋＋	7.1	30	30	2.2	0	200	36～54	17
倍他米松	0.6	＋＋	5.4	25～40	25～30		0	300	36～54	17

注：−，阴性；＋＋，高；＋＋＋，很高；＋＋＋＋，非常高。盐皮质激素效应（理盐）：泼尼松和泼尼龙文献中0.3～0.8；甲泼尼龙为0或0.5，本表根据临床和多数文献取0.5。空白部分缺乏数据。

四、糖皮质激素的临床应用

（一）治疗目的分类与疗程

1. 替代治疗　目的是补充人体缺乏的激素，可能需要终身治疗。

2. 治疗特定疾病　①冲击治疗：大部分适用于危重患者的抢救，如重度感染、中毒性休克、过敏性休克、严重哮喘持续状态、过敏性喉头水肿等，使用一般≤5天。②短程治疗：适用于应激性治疗，或感染及变态反应类疾病所致机体严重器质性损伤。使用一般＜1个月。③中程治疗：适用于病程较长且多器官受累性疾病如风湿热等。治疗剂量起效后减至维持量，逐渐递减直至停药。使用一般＜3个月。④长程治疗：适用于预防和治疗器官移植后排斥反应及反复发作的多器官受累的慢性系统性自身免疫性疾病。可采用每日或隔日给药。逐步减量至最低有效维持剂量，停药前需逐步过渡到隔日疗法。使用一般＞3个月。

（二）剂量分类

应按不同治疗目的，选择生理剂量和药理剂量的糖皮质激素具有不同作用。一般认为给药剂量可分为以下几种情况。

1. 生理剂量　对肾上腺皮质功能减退患者所进行的激素补充治疗。氢化可的松剂量为10～30mg/d。

2. 药理剂量　指超过生理需要量且目的是治疗非糖皮质激素不足。①冲击剂量：以甲泼尼龙为例，7.5～30mg/（kg·d）。②大剂量：以泼尼松为例，≥1mg/（kg·d）。③中等剂量：以泼尼松为例，0.5～1mg/（kg·d）。④小剂量：以泼尼松为例，＜0.5mg/（kg·d）。⑤长期服药维持剂量：以泼尼松为例，2.5～15mg/d。

（三）剂型与药物种类选择

1. 药物活性分类　不同目的可能有不同分类方法。根据有无活性分为前体药与活性药，甾体母核11位C原子为羰基的没有活性，如可的松与泼尼松，需要在肝脏内还原为羟基后才有活性。此外，国内常用合成糖皮质激素基本都是活性药物。肝病患者要注意选择活性药物，如氢化可的松、泼尼松龙、甲泼尼龙等。

2. 抗炎强度与免疫抑制、HPA轴抑制作用的平衡　从表1-9中看，糖皮质激素虽有共性，但也各具特点。在新型冠状病毒感染患者中，根据国家卫生健康委和国家中医药管理局发布的《新型冠状病毒感染诊疗方案（试行第十版）》，建议对于氧合指标进行性恶化、影像学进展迅速、机体炎症反应过度激活状态的重型和危重型病例，酌情短期内（不超过10天）使用糖皮质激素，类型及剂量建议为地塞米松5mg/d或甲泼尼龙40mg/d，一些医院呼吸科或ICU或联盟也有类似建议，部分试验表明甲泼尼龙40mg/d效果更好。对于严重感染的糖尿病患者，需要综合考虑抗炎效果、免疫抑制、升高血糖作用等近期效果，根据患者病情个体化的选用，以期达到疗效最大化、效益/风险比最小。单从药物特性论，以中效类的泼尼松龙抗炎、免疫抑制和升高血糖作用较为均衡，相对较为符合生理状态，可以作为选项。

3. 剂量的抗炎强度与毒性　根据作用机制估算的抗炎效能和毒性分级（表1-10），其毒性反应主要取决于剂量和疗程，短期冲击疗法尽管药物剂量大，治疗作用强，但是疗程短，仅有3天，因此毒性并不大。

表1-10　根据作用机制估算的抗炎效能和毒性分级

剂量（泼尼松 mg/d）	抗炎效能	毒性
−7.5	+	+
7.5～30	++	+
30～100	+++	++
≥100（冲击治疗1～3天）	++++	-/+
≥250（冲击治疗1～3天）	+++++	

五、药物不良反应预防

（一）应用方式与内源性皮质醇分泌的抑制

糖皮质激素应用后会通过抑制下丘脑和垂体减少CRH和ACTH的分泌，减少肾上腺分泌内源性皮质醇，但不同的用药方式对其影响有明显差异，甲泼尼龙早上顿服影响最小（图1-9），因此，要尽可能采用早上顿服方法。

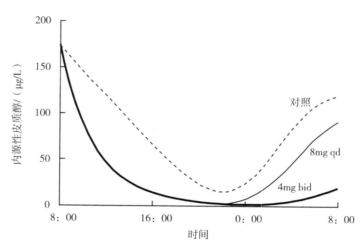

图 1-9   甲泼尼龙服药时间和方式对内源性皮质醇的影响

（二）HPA轴抑制与药物减停

外源性糖皮质激素抑制人体HPA轴及垂体和肾上腺的功能。1953年Salassa等在尸体解剖时发现，泼尼松龙每天15mg以上、服药5～10天后肾上腺体积缩小，10天后肾上腺萎缩。此剂量超过2周会导致外源性的继发性肾上腺皮质功能不足，需要逐渐减量并监测肾上腺功能。2021年Ekstrand利用比格犬研究发现，泼尼松龙1mg/（kg·d）早上一次给药，第10天给药后24小时血皮质醇浓度基本正常。因此，疗程小于1周（生物效应）罕有发生肾上腺功能抑制，10天以内一般可以直接停药。泼尼松龙每天15mg疗程超过2周非常可能发生HPA轴抑制，需要逐渐减量或改为隔日服药，缓慢停药，绝大多数患者HPA轴在停药2周内恢复皮质醇分泌正常，个别可能需要半年到1年时间甚至更长时间。疗程在10～14天者，特别是使用长效糖皮质激素如地塞米松者，也应当缓慢减量。

糖皮质激素抗炎治疗使用的疗程一般不超过2周，导致HPA轴抑制者一般比较少。HPA轴的恢复程度，需要测定早上皮质醇浓度判断。早上8时皮质醇浓度＞20μg/dl，肾上腺功能良好，无须继续补充；低于该值者，需要继续补充3～4周后复查或做ACTH兴奋试验。

（三）短期应用的升高糖代谢作用与其他不良反应

1. **血糖升高的规律**　短期用药糖皮质激素主要引起糖代谢和水盐代谢紊乱及免疫抑制效应。已有糖代谢异常的患者使用中等剂量泼尼松〔（30±6）mg/d〕时，血糖首次攀升出现在给药后（3.0±2.0）小时。而对非糖尿病患者给予中剂量糖皮质激素（泼尼松≥25mg/d、地塞米松≥4mg/d、氢化可的松≥100mg/d）治疗，48小时内70%的患者发生院内高血糖症。早上用泼尼松龙治疗血糖高峰在午餐后下午3：00～4：00和晚餐后9：00左右（图1-10），其中糖尿病患者升高最为明显。北京协和医院赵维刚等在年轻非糖尿病自身免疫病患者，观察使用高剂量〔1～2mg/（kg·d）〕泼尼松治疗7～21天的血糖变化，13名初次使用者11人发生高血糖，10名患者此前泼尼松龙维持剂量〔＜15mg/（kg·d）〕，在增加剂量后全部发生糖尿病，合计91%达到糖尿病诊断。更为特殊的是约35%的患者早上空腹血糖小于3.9mmol/L（70mg/dl），虽均未无严重低血糖症状，但要引起注意。对于有条件者，优先选用连续动态血糖监测以及时发现血糖变化即时调整药物连续和剂量。

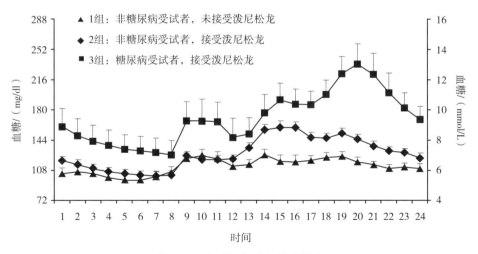

图1-10　泼尼松龙对血糖的影响

2. **类固醇性血糖升高的监测与治疗**　根据重症新型冠状病毒感染治疗方案推荐地塞米松6mg/d剂量，相当于160mg氢化可的松（泼尼松龙40mg）属于中等剂量（或高剂量），可以升高血糖。根据上述糖皮质激素使用后血糖升高的时间点与药物作用高峰一致原则，对于无糖尿病患者，以监测午餐后2小时、晚餐后2小时及睡前（21时左右）血糖或午餐后血糖为宜，对于糖尿病患者而言，除上述时间点外，每天最好还应监测空腹血糖。病情较重患者，使用连续动态血糖监测效果更好。

3. 降糖药物选择　当采用糖皮质激素抗炎治疗时，感染一般比较重，组织和器官可能会有缺氧和灌注不良的情况存在，因此二甲双胍一般无法作为首选，可使用胰岛素或其他口服药物。随机或餐后1小时或2小时血糖在12mmol/L以下时，可以选用单药治疗，如DPP-4抑制剂、餐时血糖调节剂、α-葡萄糖苷酶抑制剂及磺脲类药物等，或长效胰岛素制剂。如果上述血糖指标在12～16.7mmol/L，需要多种口服降糖药联合治疗，或以基础胰岛素为基础的联合治疗。血糖在16.7mmol/L以上，必须用胰岛素治疗；如果选用胰岛素泵治疗，需注意患者全身循环和脱水情况，以免影响胰岛素的吸收而降低疗效。重症患者血糖水平以8～10mmol/L为宜。

互动小问题

1. 下列合成糖皮质激素无须体内转化即有活性的有（　　）

A. 氢化可的松　　　　B. 泼尼松　　　　　　C. 泼尼松龙

D. 地塞米松　　　　　E. 甲泼尼龙

2. 应用泼尼龙每天20mg治疗可能发生HPA轴抑制的疗程为（　　）

A. 1周　　B. 2周　　C. 3周　　D. 3个月　　E. 半年

3. 糖皮质激素如甲泼尼龙、地塞米松、倍他米松等不与CBG结合，65%～75%与白蛋白结合（　　）

A. 对　　　　　　　　　　B. 错

4. 糖皮质激素治疗的糖尿病患者早上空腹血糖可以偏低（　　）

A. 对　　　　　　　　　　B. 错

5. 早上用中效糖皮质激素治疗，血糖高峰在（　　）

A．中餐后　　　　　B．晚餐后　　　　　C．空腹

6. 甲泼尼龙类固醇激素等早上顿服抑制皮质醇分泌（　），分次服用抑制作用（　）。

A．更强　　　　　B．作用小　　　　　C．抑制作用相同

答案：1．ACDE；2．CDE；3．B；4．A；5．AB；6．B、A。

参考文献

[1] LIGHTMAN, S L, BIRNIE M T. Conway-Campbell B L, et al. Dynamics of ACTH and Cortisol Secretion and Implications for Disease [J]. Endocr Rev, 2020, 41 (3): bnaa002.

[2] KOSTADINOVA, F, SCHWADERER J, SEBEO V, et al. Why does the gut synthesize glucocorticoids? [J] Ann Med, 2014, 46 (7): 490-497.

[3] AHMED A, SCHMIDT C, BRUNNER T. Extra-Adrenal Glucocorticoid Synthesis in the Intestinal Mucosa: Between Immune Homeostasis and Immune Escape [J]. Front Immunol, 2019, 10: 1438.

[4] CHAKRABORTY S, PRAMANIK J, MAHATA B. Revisiting steroidogenesis and its role in immune regulation with the advanced tools and technologies [J]. Genes Immun, 2021, 22 (3): 125-140.

[5] PRAESTHOLM S M, CORREIA C M, GRØNTVED L. Multifaceted Control of GR Signaling and Its Impact on Hepatic Transcriptional Networks and Metabolism [J]. Front Endocrinol (Lausanne), 2020. 11: 572981.

[6] 中华医学会内分泌学分会, 中国内分泌代谢病专科联盟. 糖皮质激素类药物临床应用指导原则（2023版）[J]. 中华内分泌代谢杂志, 2023, 39 (4): 289-296.

[7] RUIZ-IRASTORZA G, UGARTE A, RUIZ-ARRUZA I, et al. Seventy years after Hench's Nobel prize: revisiting the use of glucocorticoids in systemic lupus erythematosus [J]. Lupus, 2020, 29 (10): 1155-1167.

［8］CZOCK D, KELLER F, RASCHE F M, et al. Pharmacokinetics and pharmacodynamics of systemically administered glucocorticoids ［J］. Clin Pharmacokinet, 2005, 44（1）: 61-98.

［9］MELBY J C. Clinical pharmacology of systemic corticosteroids ［J］. Annu Rev Pharmacol Toxicol, 1977, 17: 511-527.

［10］EKSTRAND C, PETTERSSON H, GEHRING R, et al. Prednisolone in Dogs-Plasma Exposure and White Blood Cell Response ［J］. Front Vet Sci, 2021, 9（8）: 666219.

［11］LANSANG M C, HUSTAK L K. Glucocorticoid-induced diabetes and adrenal suppression: how to detect and manage them ［J］. Cleve Clin J Med, 2011, 78（11）: 748-756.

［12］中国医生协会内分泌代谢科医生分会, 国家代谢性疾病临床医学研究中心（长沙）. 糖皮质激素治疗新型冠状病毒感染时的血糖管理共识 ［J］. 中华糖尿病杂志, 2023（2）: 123-127.

［13］BURT M G, ROBERTS G W, AGUILAR-LOZA N R, et al. Continuous monitoring of circadian glycemic patterns in patients receiving prednisolone for COPD ［J］. J Clin Endocrinol Metab, 2011, 96（6）: 1789-1796.

（姚合斌）

糖尿病治疗的新手段——新型靶点降糖药物盘点

阅读要点提示

- 葡萄糖激酶激动剂——多格列艾汀。
- 线粒体生物能量靶向药——伊美格列明。
- 胰淀素类似物——普兰林肽。
- GLP-1/GIP 双受体激动剂——替西帕肽。

近年来，随着对糖尿病药物研究的不断进展，一系列新型靶点降糖药物不断涌现，极大丰富了糖尿病治疗的手段，给医生提供了更多的治疗选择。与传统的降糖药物相比，新型靶点降糖药物针对糖尿病的不同病理生理机制，且其作用不局限于降低血糖，还针对胰岛素抵抗和肥胖，同时兼顾心、肾保护，更加有效、安全、简便，从而可为患者提供更科学、更优化的降糖方案。

一、葡萄糖激酶激动剂——多格列艾汀（Dorzagliatin）

1. 作用机制　多格列艾汀是一种葡糖激酶激动剂（GKAs）。葡萄糖激酶（GK）广泛存在于人体胰岛、肠道、肝脏和垂体等器官，能够敏感识别葡萄糖水平的变化。GK是葡萄糖进入细胞内代谢的第一个关键酶和限速酶，可以调控细胞对葡萄糖的摄取和利用。GK能够敏感地识别血糖变化，发挥"葡萄糖传感器"的作用，在血糖升高时被激活，维持血糖稳定。当血糖浓度＞5.5mmol/L时，GK可促进胰岛β细胞分泌胰岛素降低血糖；当血糖浓度＜4.0mmol/L时，GK可促进胰岛α细胞分泌胰高血糖素升高血糖，通过这两种机制维持血糖水平稳定。当患者发生T2DM时，GK表达明显下降，常为正常值的20%～40%，对血糖水平变化也反应迟缓，因此可出现餐后高血糖或饥饿时低血糖。故GK可作为一种新的糖尿病治疗靶点，通过调节β细胞增加胰岛素分泌和胰岛α细胞减少胰高血糖素分泌。另外，GK被激活后还可促进胰高血糖素样肽-1（GLP-1）水平上调。多格列艾汀作为GK的激动剂，通过激活GK，可达到降低血糖的目的。

2. 适应证　适用于改善成人T2DM的血糖控制，可以单药使用，也可与二甲双胍、α-葡萄糖苷酶抑制剂、DPP-4抑制剂、SGLT2抑制剂等联合使用。

3. 用法及用量　一次75mg，每日2次，早餐前和晚餐前1小时内服用。如果漏服，无须补服。肾功能不全、轻度肝功能损害（Child-Pugh分级A级）和老年患者无须调整剂量；中度和重度肝功能损害（Child-Pugh分级B级和C级）患者不推荐使用。多格列艾汀不适用于T1DM、糖尿病酮症酸中毒或高血糖高渗状态。在妊娠和哺乳期妇女的安全性未知，故不建议妊娠和哺乳期妇女使用。18岁以下患者中的安全性和有效性也尚未确定。

4. 不良反应　可能有腹痛、刺激性恶心或呕吐等胃肠道反应。也可出现过敏性荨麻疹、皮肤红肿或瘙痒。

5. 临床应用　全球第一个GKAs药物"华堂宁"于2022年10月8日在我国批准上市，是过去10年来在糖尿病领域首个全新机制的原创新药，被权威组织认定为全球范围内的第10类全新机制的糖尿病治疗口服药物，也是目前上市的唯一明确具有糖尿病停药缓解潜力的口服药。这也是首个以中国临床团队为主导，以中国受试者为研究对象的全球首创糖尿病新药。研究表明，多格列艾汀在激活GK后能够发挥血糖调节作用，持续改善胰岛β细胞功能和降低胰岛素抵抗，疗效确切，患者依从性高，可使血糖优质达标，单药或与二甲双胍联合应用的Ⅲ期临床试验均展示了良好的安全性和耐受性，且不增加体重，低血糖风险小。多格列艾汀适用于餐后血糖升高，或同时合并空腹血糖升高的患者，也非常适合中国糖尿病患者。

二、线粒体生物能量靶向药——伊美格列明（Imeglimin）

1. 作用机制　糖尿病患者胰腺β细胞线粒体功能低下，ATP生成减少，但活性氧产生增多，进一步损伤β细胞，其胰岛素的分泌能力降低。活性氧产生增多，在肝细胞可促进糖异生，在肌细胞可减少糖摄入，使患者血糖升高。

伊美格列明是一种四氢三嗪类的小分子药物，其作用靶点是线粒体。在胰腺、肌肉和肝脏细胞，通过抑制线粒体的氧化磷酸化，重新平衡呼吸链的活性，改变线粒体的生物能量学，增加ATP的生成，减少活性氧的形成，进而改善胰腺、肌肉和肝脏细胞的能量代谢缺陷，纠正其功能障碍。在胰腺促进β细胞分泌胰岛素，在肝脏和肌肉减轻组织和细胞的胰岛素抵抗，提高胰岛素的敏感性，抑制肝脏糖异生，增加肌肉组织对葡萄糖的摄取和利用，从而发挥降糖作用。另外，因其能够减轻氧化应激，对糖尿病的微血管和大血管病变也具有潜在的保护作用。

2. 适应证　适用于成人T2DM的血糖控制，在饮食和运动控制不佳时可考虑使用。

3. 用法及用量　一次1000mg，每日2次，早晚各1次服用。如果漏服，尽快补服，但不能离下次服药时间过近。可与二甲双胍、α-葡萄糖苷酶抑制剂、DPP-4抑制剂、SGLT2抑制剂等联合使用。eGFR＜45ml/（min·1.73m^2）的肾功能不全患者不建议使用。肝功能不全患者不推荐使用。妊娠和哺乳妇女、儿童等不建议使用。对伊美格列明过敏者，T1DM、酮症酸中毒、高渗昏迷、严重感染、手术前后、严重外伤患者不建议使用。

4. 不良反应　可能有低血糖、消化道反应、视网膜病变、黄斑水肿、血乳酸增高、头痛等，不良事件的发生率呈剂量依赖性。

5. 临床应用　伊美格列明经过3个Ⅲ期临床试验，显示出良好的安全性和耐受性。2021年6月23日500mg片剂（商品名TWYMEEG）在日本获批上市。对HbA1c在7%以上的患者，一次1000～1500mg，每日2次与其他口服降糖药物效果类似，可降低HbA1c达0.5%～1%；对于HbA1c＞9%的患者降糖效果更为显著。伊美格列明可用于T2DM病程的不同阶段，具有良好的应用前景。

三、胰淀素类似物——普兰林肽（Pramlintide）

1. 作用机制　胰淀素是体内除胰岛素外的另一种降糖激素，也由胰岛β细胞分泌，以高频脉冲方式与胰岛素按1∶100的比例协同分泌。胰淀素具有控制进食、延缓胃排空的作用，还通过迷走神经作用于胰腺，抑制精氨酸及进食所诱导的胰高血糖素分泌。天然的胰淀素不可溶解，易于聚集，不能作为药物直接应用于临床。胰淀素类似物普兰林肽是将人胰淀素的第25位、第28位和第29位氨基酸替换为脯氨酸，保留了胰淀素的生理作用，避免了其难以溶解及易于聚集对B细胞造成损伤，可增加饱腹感，减轻体重，且低血糖风险较低，因此具备药用价值。

2. 适应证　作为餐时胰岛素的补充，用于胰岛素治疗无法控制的T1DM或T2DM。

3. 用法及用量　对于T1DM，初始剂量为3次/日，每次15μg，餐前皮下注射。如果3～7天血糖仍未达标，每次可增加剂量15μg，最大推荐剂量为3次/日，每次60μg；对于T2DM，初始剂量为3次/日，每次60μg，餐前皮下注射。如果3～7天仍未达标，可逐渐追加剂量，最大推荐剂量为3次/日，每次120μg。因为与胰岛素pH存在差异，不推荐与胰岛素混合注射。注射前应在室温放置，减少潜在注射部位反应。注射部位应轮换，不建议在手臂注射。若遗漏注射建议到下一餐前再按常规剂量注射。肾功能不全患者若cCr≥20～50ml/min，可不必调整剂量，对透析患者及肝功能不全患者尚无相关研究，暂不建议应用。

4. 不良反应　常见有胃肠道反应如恶心、食欲减退、呕吐、胃轻瘫，以及关节痛、头晕、疲劳、过敏、呼吸困难、口舌肿胀等，还可有严重低血糖反应。

5. 临床应用　美国FDA于2005年3月批准普兰林肽注射剂上市，是迄今继胰岛素后第二个获准用于治疗T1DM的注射类药物。普兰林肽可以改善多种血糖指标，且不影响血压，显著降低血脂以及炎性分子水平。普兰林肽虽上市时间已经不短，但在世界范围内尚未得到广泛使用，其临床疗效和不良反应等仍需进一步研究。

四、GLP-1/GIP双受体激动剂——替西帕肽（Tirzepatide）

1. 作用机制　既往研究认为T2DM患者通常存在GLP-1分泌不足和抑胃

肽（GIP）分泌过多，因此，对T2DM的治疗重点是"增加GLP-1释放和抑制GIP分泌"，GIP作为治疗靶点一直被忽视。近年来研究发现，GIP作用独立于GLP-1，促进去分化细胞分化为成熟β细胞，促进β细胞增殖、减缓β细胞凋亡、提高胰岛素分泌水平，其减重作用也日益受到重视，因此，GIP和GLP-1双受体靶点协同激动剂的研发也应运而生。替西帕肽中的GLP-1受体激动剂促进胰岛素分泌，降低胰高血糖素，延缓胃排空，降低血糖。血糖降低后，β细胞对GIP的反应性得以恢复，GIP促进第一时相胰岛素分泌，改善胰岛素抵抗。两种受体激动剂在机制上还可协同互补，使其疗效及安全性更高。

2. 适应证　用于成人T2DM，不适用于T1DM。还可减轻体重，降低MACE风险，改善非酒精性脂肪性肝炎等。

3. 用法及用量　起始剂量为一次2.5mg，每周1次，每4周以2.5mg递增，直至达到5mg、10mg或15mg的指定剂量，最高剂量15mg。每周固定1个日期注射。注射部位可在腹部、大腿或上臂皮下，每次注射时轮换部位，不能与胰岛素混合使用。如果漏打，可在漏掉该剂量后的4天内补打，超过4天，不再补打，在既定的日期注射下一剂。肝肾功能损害者可不用调整剂量。

4. 不良反应　包括食欲减退、恶心、呕吐和腹泻等胃肠道反应；与胰岛素促泌剂或胰岛素联合使用可增加低血糖风险；对其过敏者禁用；可能存在甲状腺C细胞肿瘤的风险，因此有甲状腺髓样癌的个人史或家族史的患者禁用；有多发性内分泌腺瘤病2型的患者同样禁用；对存在胰腺炎风险患者应谨慎使用；妊娠和哺乳期妇女、儿童和老年患者等不建议使用或谨慎使用。

5. 临床应用　作为新型GLP-1/GIP双受体激动剂，因两个信号通路可被同时激活，因此具有疗效更大化、副作用更低、药代动力学更稳定等优点。2022年5月13日，美国FDA批准礼来公司的替西帕肽（Mounjaro™）注射液，作为患者饮食和运动的补充，用于改善成人T2DM的血糖。2022年9月7日，礼来公司在中国国内申报上市。2022年10月，美国FDA已授予替西帕肽用于成人肥胖或超重快速通道资格认定。2023年1月17日，吉林通化东宝注射用GLP-1/GIP双受体激动剂也申请在国内上市。

【互动小问题】

1. 关于葡萄糖激酶激动剂，错误的是（　　）

A. 适用于成人T2DM　　　　　　B. 可与二甲双胍联用

C. 适用于T1DM　　　　　　　　D. 老年患者无须调整剂量

2. 线粒体生物能量靶向药的作用包括（　　）

A. 抑制细胞线粒体的氧化磷酸化

B. 可作用于胰腺、肌肉和肝脏

C. 对糖尿病的微血管和大血管病变具有潜在的保护作用

D. 适用于T1DM

答案：1. C；2. ABC。

参考文献

[1] TOULIS K A, NIRANTHARAKUMAR K, POURZITAKI C, et al. Glucokinase Activators for Type 2 Diabetes: Challenges and Future Developments [J]. Drugs, 2020, 80 (5) : 467-475.

[2] SYED Y Y. Dorzagliatin: First Approval [J]. Drugs, 2022, 82 (18) : 1745-1750.

[3] YANG W, ZHU D, GAN S, et al. Dorzagliatin add-on therapy to metformin in patients with type 2 diabetes: a randomized, double-blind, placebo-controlled phase 3 trial [J]. Nat Med, 2022, 28 (5) : 974-981.

[4] HALLAKOU-BOZEC S, VIAL G, KERGOAT M, et al. Mechanism of action of Imeglimin: A novel therapeutic agent for type 2 diabetes [J]. Diabetes Obes Metab, 2021, 23 (3) : 664-673.

[5] NOWAK M, GRZESZCZAK W. Imeglimin: a new antidiabetic drug with potential future in the treatment of patients with type 2 diabetes [J].

Endokrynol Pol, 2022, 73（2）：361-370.

[6] BOYLE C N, ZHENG Y, LUTZ T A. Mediators of Amylin Action in Metabolic Control［J］. J Clin Med, 2022, 11（8）：2207.

[7] RYAN G J, JOBE L J, MARTIN R. Pramlintide in the treatment of type 1 and type 2 diabetes mellitus［J］. Clin Ther, 2005, 27（10）：1500-1512.

[8] KARAGIANNIS T, AVGERINOS I, LIAKOS A, et al. Management of type 2 diabetes with the dual GIP/GLP-1 receptor agonist tirzepatide: a systematic review and meta-analysis［J］. Diabetologia, 2022, 65（8）：1251-1261.

[9] SYED Y Y. Tirzepatide: First Approval［J］. Drugs, 2022, 82（11）：1213-1220.

（汤绍芳）

血糖监测新指标——葡萄糖目标范围内时间

阅读要点提示

- 什么是目标范围内时间？

- 目标范围内时间有哪些临床意义？

- 目标范围内时间与糖尿病并发症有哪些关系？

- 如何检测目标范围内时间？其控制目标是什么？

- 目标范围内时间与降糖药物有哪些关系？

糖尿病患者的血糖管理的"五驾马车"包括饮食、运动、教育、监测和药物，其中血糖监测是管理的重要组成部分。及时准确血糖监测结果有助于评估患者糖代谢的紊乱程度，帮助医生制订合理的降糖方案，对不合理的方案进行及时调整。以往的监测形式主要是患者的自我血糖监测（SMBG）和糖化血红蛋白（HbA1c）监测，但都存在一定的局限性，不能反映患者的血糖波动特征及低血糖风险，还存在一定的"延迟效应"。近年来，随着新型血糖监测技术和手段的不断进步和发展，持续血糖监测（CGM）技术应用日益广泛，已成为传统血糖监测方法的有效补充。CGM一般由葡萄糖感应器、记录器、信息提取器和分析软件等部分组成，可连续收集一段时间内患者的多项血糖指标。CGM监测已不再限于传统的空腹血糖、餐后血糖和HbA1c，可为临床提供患者更加直接、全面和完整的血糖信息。根据CGM的结果，可以产生一个更便于计算和理解的新指标——葡萄糖目标范围内时间（TIR）。TIR既能反映患者的平均血糖水平，又能反映患者的血糖波动，它是血糖控制综合评价的一个良好指标，对于优化患者血糖管理，助力血糖尽早达标，减少和延缓患者并发症的发生和发展，具有极大的临床价值。2017年糖尿病先进技术及治疗（ATTD）大会制定的《持续葡萄糖监测临床应用国际专家共识》，推荐将TIR作为血糖

控制的关键指标之一。2020年美国糖尿病学会（ADA）推荐将TIR作为糖尿病患者血糖管理的指标。2020年版的《中国2型糖尿病防治指南》也建议将TIR纳入血糖控制目标。

一、什么是TIR

狭义的TIR是指24小时内葡萄糖在目标范围的时间或所占的百分比，又称葡萄糖达标时间百分比，以小时和分钟（1天中血糖达标的时间）或以百分比表示，即血糖达标时间（小时）/24小时，或两者联合应用。对于非糖尿病人群，TIR的目标血糖范围一般定为3.9～7.8mmol/L；对于糖尿病患者，TIR的目标血糖范围通常设为3.9～10.0mmol/L。

广义的TIR还包括血糖超过高值（＞10.0mmol/L）和低值（＜3.9mmol/L）等不同范围内的时间，即高于目标范围时间（TAR）和低于目标范围时间（TBR）。TIR能显示患者数天的血糖信息，通过TAR和TBR能了解患者血糖的变异程度。根据不同的血糖值范围将TAR和TBR可以分成1级和2级来反映血糖事件的紧急性，为临床评估提供更全面的指标支持。在TAR中，血糖在10.0～13.9mmol/L为1级高血糖，血糖＞13.9mmol/L为2级高血糖；在TBR中，血糖在3.0～3.9mmol/L为1级低血糖，血糖＜3.0mmol/L为2级低血糖（表1-11）。患者出现1级低血糖或1级高血糖时，需进行密切监测，并根据症状和血糖水平采取相应措施；患者出现2级低血糖或2级高血糖时，则需立即采取相关措施尽快改善低/高血糖状态。对一些特殊人群（如妊娠期糖尿病患

表1-11　广义的TIR血糖分级

项目	分级	血糖范围/（mmol/L）	临床评估	伴发症状
TAR	1级高血糖	10.0～13.9	—	有/无
	2级高血糖	＞13.9	—	有/无
TBR	1级低血糖	3.0～3.9	低血糖预警	有/无
	2级低血糖	＜3.0	临床显著低血糖	有/无
	3级低血糖	无具体值	严重低血糖	需要支持

者），其TIR的血糖范围推荐为3.5～7.8mmol/L，其下限3.5mmol/L对标已有的大多临床试验的血糖安全范围，其上限7.8mmol/L对标餐后1小时血糖。

二、TIR的临床意义

1. TIR与HbA1c 作为相对成熟指标，HbA1c能够反映患者既往2～3个月的平均血糖水平，在临床已有数十年的应用经验，也是血糖控制和降糖疗效评估的金标准。但HbA1c是一个回顾性指标，不能反映短期血糖的变化和即时单个时间点的血糖，也不能识别日内和日间血糖变化的幅度和频率，以及一段时间内的血糖波动。另外，HbA1c还会受遗传、贫血及肝肾功能等因素的影响，有时不能完全反映血糖的真实水平。TIR既可弥补HbA1c的不足和局限，也可与HbA1c相辅相成。研究表明，TIR和HbA1c存在密切的线性关系，TIR每升高10%，HbA1c降低0.5%～0.8%；当TIR改变为5%时，HbA1c的变化为0.3%～0.4%，此时可考虑对患者进行合理的临床干预，因此TIR可作为评估血糖控制的新参数。70%的TIR对应的HbA1c为6.7%～7.0%，2023年《临床试验的连续血糖监测和指标：国际共识声明》将TIR的控制目标定为＞70%。TIR虽与HbA1c密切相关，但两者并不能相互替代，TIR与HbA1c联合，既可了解患者的血糖波动，又可了解患者的整体血糖，为及时临床干预和有效血糖控制提供了更多的诊疗依据。

2. TIR与低血糖 DM患者血糖≤3.9mmol/L时为低血糖。低血糖可导致交感神经兴奋和脑细胞缺氧，患者表现为出汗、饥饿、心悸、手抖、面色苍白等，严重时可出现精神不集中、躁动，甚至昏迷等。低血糖的危害较多，可引起记忆力减退、反应迟钝、痴呆，严重者可致昏迷，还可诱发脑卒中、心律失常及心肌梗死，甚至危及生命。低血糖引起的血糖波动，也加大了血糖调控的难度。TIR与糖尿病患者的低血糖相关，TIR越高，则患者的低血糖时间和事件越少，血糖控制也更加平稳。TIR＞70%与TIR≤50%的患者相比，严重低血糖事件风险可降低46%。TIR可以有效地避免对低血糖监测的遗漏，及时发现低血糖事件，特别是无法解释的严重低血糖、反复发作低血糖、无症状性低血糖或夜间低血糖等，并及时给予针对性调整干预。但因为患者血糖呈非正态分布，有时 TIR 也不能完全反映低血糖的暴露风险。

3. TIR 与高血糖　高血糖与糖尿病的并发症密切相关。餐后状态在全天可占到 2/3，故高血糖发生在餐后居多。T2DM 患者血糖和 HbA1c 不能达标的原因，在很大程度上归因于餐后高血糖。在 HbA1c ≤ 9.0% 的 T2DM 患者中，餐后血糖的相对贡献率要超过 50%。中国 T2DM 患者餐后高血糖原因主要与遗传易感性所致胰岛 β 细胞代偿储备功能不足和功能减退，以及碳水化合物摄入比例高导致饮食结构不合理等不良生活方式有关。餐后血糖与糖尿病微血管并发症的发生密切相关，控制餐后血糖是促使 HbA1c 达标和防治糖尿病慢性并发症的重要环节，控制餐后血糖与 HbA1c 达标同等重要。然而，传统检测方法只关注空腹和餐后 2 小时血糖，不易发现隐匿的餐后高血糖，尤其是非餐后 2 小时高血糖，也不能解释血糖波动和临床无法解释的高血糖，以及空腹高血糖。TIR 与高血糖密切相关，但高血糖对 TIR 的影响远大于低血糖。通过计算 TIR 和 TAR，可以发现与进食、运动、药物、精神因素等相关的高血糖，还可发现传统监测方法难以发现的餐后高血糖、夜间低血糖后的 Somogyi 现象和黎明现象等，有助于制订个体化降糖方案，提高患者对治疗的依从性。

4. TIR 与血糖波动　血糖波动是指血糖水平在其高峰和低谷之间变化的一种状态，包括短期血糖波动和长期血糖波动。短期血糖波动又包括日间血糖波动和日内血糖波动，日间血糖波动是多日血糖水平的变化，日内血糖波动是由一日内未经控制不合理的高血糖和治疗不当所致低血糖造成。长期血糖波动是指 HbA1c 的变异性。血糖波动独立于空腹血糖、餐后 2 小时血糖及 HbA1c，是糖尿病慢性并发症的独立预测因子。血糖波动可通过糖脂毒性，激活氧化应激和炎症反应等途径，导致血管内皮功能紊乱和损伤，促进糖尿病慢性并发症发生发展。作为 CGM 核心指标之一，TIR 也是临床评估血糖波动新指标。TIR 与 HbA1c 之间的相互换算存在较大变异，血糖波动是重要原因之一。在血糖升高时，TIR 随着血糖的变异性增大而增大；在血糖正常时，TIR 随着血糖的变异性增大而减小。相同的 HbA1c，血糖变异性不同，TIR 会呈现不同的水平。评估血糖波动的指标还有血糖水平标准差（SDBG）、平均血糖波动幅度（MAGE）、最大血糖波动幅度（LAGE）、日间血糖平均绝对差（MODD）、平均绝对血糖改变值（MAG）、葡萄糖曲线下面积（AUC）、高血糖指数（HGI）、低血糖指数（LGI）和血糖变异系数（CV）等，其中主要指标是CV，是评估日内血糖波动的首选指标。CV是血糖标准差与平均血糖值的比值，排除了平均血糖的影响，与标准差相比更适于评估，是反映血糖波动的核心参数。ATTD共识推荐将CV目标值36%作为区分稳定性和不稳定性血糖的切点。此外，接受胰岛素或胰岛素促泌剂类药物治疗患者存在低血糖风险，为降低其风险，可选择CV目标值33%为不稳定性血糖的切点。在不同人群中CV的目标值具有一定差异，可能与人群、糖尿病类型、治疗方式的差异等有关。对于中国糖尿病人群，推荐的CV目标值为＜33%。TIR的数值也受到CV的影响，改善血糖波动可在不改变平均血糖基础上显著改善TIR。设定TIR和CV的控制目标值，有助于及时评估患者的血糖波动并调整治疗方案，具有重要的临床意义。

三、TIR与糖尿病并发症的关系

1. TIR与糖尿病微血管病变　糖尿病视网膜病变（DR）和糖尿病肾病（DN）是常见的糖尿病微血管并发症，其特征是微血管基底膜增厚，呈透明样物质沉积。DM病史超过20年约60%患者可合并DR，常可导致视力障碍甚至致失明。DN也是终末期肾病的主要原因，严重影响患者的生活质量和远期生存率。近年来也有多项针对TIR与糖尿病微血管病变关系的研究。T2DM患者在调整了年龄、性别、BMI、病程、血压、血脂和HbA1c后，TIR的四分位数与DR的严重性呈显著相关，且TIR独立于HbA1c，与DR的各个病变阶段均显著相关。与TIR＜51%相比，TIR＞86%时DR的风险可降低47%。有研究认为，TIR＜50%是DR和DN的危险因素。DCCT的研究发现，TIR越低，则微量白蛋白尿的发生风险越高。TIR每降低10%，DR的进展风险可增加64%，微量白蛋白尿的进展风险增加40%。甲状腺功能正常的T2DM患者TIR＞70%时仍有较高的DR患病率，提示TSH升高也与DR风险增加相关。TIR越高，则T2DM患者白蛋白尿发生率越低。2021年《中国糖尿病肾脏病防治指南》指出，DN患者的TIR目标一般应＞50%，且TBR应＜1%。因此，TIR可预测糖尿病微血管病变的发生风险，根据 TIR 结果相应调整患者的治疗措施，可有效预防糖尿病微血管病变的发生，并延缓其进展。

2. **TIR 与糖尿病大血管病变**　心血管病变、脑血管病变和周围血管病变等糖尿病大血管病变，可诱发心肌梗死、脑卒中和糖尿病足，是 DM 患者死亡的主要原因。糖尿病大血管病变是在高血糖、氧化应激、血管内皮损伤等基础上发生的动脉粥样硬化、内膜增厚、斑块形成，最终导致管腔狭窄，甚至闭塞。颈动脉内膜中层厚度（CIMT）是反映颈动脉粥样硬化的早期临床指标，它是心血管事件的独立预测因子。TIR 与 CIMT 也呈显著相关。对 T2DM 患者 TIR 与 CIMT 的关系进行分析，发现 CIMT 正常患者的 TIR 明显高于 CIMT 异常增厚（≥1.0mm）患者，且 TIR 每增加 10%，CIMT 异常增厚的风险就降低 6.4%，提示 TIR 对 T2DM 大血管并发症的进展有一定的预测作用。一项纳入 6225 例 T2DM 患者、中位随访时间 6.9 年的队列研究发现，患者的基线 TIR 与心血管死亡发生率、全因死亡均显著相关，TIR 每降低 10%，心血管死亡的风险增加 5%，全因死亡的风险增加 8%。对已确诊心血管疾病（CVD）或 CVD 高风险的 T2DM 患者研究发现，TIR 与首次主要心血管不良事件（MACE）风险相关；TIR ＞ 70% 与 TIR ≤ 50% 及 TIR ≤ 70% 的患者相比，其首次 MACE 风险显著降低。T2DM 合并冠心病患者除去 HbA1c 等因素影响后，TIR 与冠状动脉病变严重程度及急性冠脉综合征发生风险存在显著的独立相关性，TIR 的水平越低，则冠状动脉病变程度越重，发生急性冠脉综合征的风险也就越高。TIR 还与住院糖尿病足患者的截肢和全因死亡率成反比。

3. **TIR 与糖尿病周围神经病变**　糖尿病周围神经病变（DPN）可分为弥漫性神经病变、单神经病变及神经丛病变三大类，其中弥漫性神经病变的发生率最高，约占 DPN 的 75%。DPN 的病理学基础是神经和微血管的双重改变，长期高血糖导致微血管损伤，引起神经细胞缺血缺氧、代谢异常和氧化应激反应、神经营养因子缺乏，细胞因子异常，导致周围神经损伤。DPN 常表现为从下肢远端开始出现的肢体麻木，逐渐向双下肢发展，为对称性。随着病情进展，患者可出现皮肤蚁行感、刺痛、烧灼感，肌电图可见周围神经传导速度下降，患者对外界冷、热、痛等刺激的感觉功能也会下降。DPN 起病隐匿、发病率高，这是糖尿病足的主要原因之一，可严重影响患者生活质量。对伴有中至重度慢性肾病的T2DM患者研究发现，TIR每降低10%，DPN的发生风险增加25%。对患者进行密歇根神经病变筛查量表（MNSI）评分，以MNSI评分≥2分为阳性，在校正年龄、性别、种族等因素后，发现TIR每下降10%，DPN的发生风险增加1.25，提示TIR与DPN呈显著相关，说明改善TIR对预防DPN有着重要作用。疼痛也是DPN的常见症状，一项研究364例DPN患者的TIR与疼痛的关系，通过记录患者2周内每天任何形式的疼痛，并对疼痛进行量化评分，在调整HbA1c、血糖变异性指标等因素后，发现TIR与患者的疼痛评分呈负相关，TIR越低，则患者疼痛风险和严重程度越高。对住院的T2DM患者研究发现，TIR水平越高，越有利于减少DPN的发生。TIR和HDL-C是DPN的保护因素，通过ROC曲线分析显示，TIR与同型半胱氨酸、HbA1c和HDL-C一样，均对DPN的发生有着良好的预测作用。

四、TIR检查方法及控制目标

1. TIR的检查方法　TIR主要通过CGM系统或SMBG（要求至少每日进行7次血糖检测）来检测计算。近年来血糖监测技术发展迅速，基于近红外、红外、拉曼等光谱，经皮透析、代谢热及多参数算法等技术的无创血糖监测设备不断面世，使CGM系统不断成熟。通过葡萄糖感应器连续监测皮下组织间液葡萄糖浓度，可提供24小时连续可靠的血糖信息，帮助了解患者血糖波动的特点和趋势。CGM因为无创不造成疼痛和不适，极大地提高了患者自我监测的积极性和依从性。根据技术及使用特点，CGM可分为回顾性CGM、实时CGM和瞬感扫描式CGM，各有相应的优缺点。实时CGM和瞬感扫描式CGM具有对血糖高/低的警报和预警功能，并能显示血糖的变化趋势，以便及时应对和处理。在患者使用CGM系统前要进行充分有效的教育培训，以提高患者的依从性。为获取准确的TIR，建议CGM设备佩戴14天。随着技术的不断进步，CGM的准确性不断提高，而检测成本不断下降，患者的经济负担越来越小，临床应用也越来越普及，很多患者都可借助CGM来实现自我管理。CGM也可给医护人员提供更多有参考价值的血糖数据，使患者和医护人员能迅速确定TIR，并评估低血糖、高血糖和血糖变异。国际TIR共识推荐使用动态葡萄糖图谱（AGP）作为解读CGM图谱结果的标准化报告形式。对于CGM图谱的解读和分析，应侧重分析血糖的变化规律和趋势，首先看低血糖，其次看高血糖，再次看血糖波动，分析其原因并进行治疗调整。

2. TIR的控制目标　TIR的控制目标应根据患者病情个体化制订（表1-12）。对于T1DM和T2DM患者的1级及2级高血糖、低血糖均做出相应推荐。1级高血糖的血糖目标范围是3.9～10.0mmol/L，TIR的控制目标是＞70%，TBR＜4%（血糖＜3.9mmol/L），TAR＜25%（血糖＞10.0mmol/L）；2级高血糖的血糖目标范围是3.9～10.0mmol/L，TIR的控制目标是＞70%，TBR＜1%（血糖＜3.0mmol/L），TAR＜5%（血糖＞13.9mmol/L）；TIR每增加5%，对T1DM或T2DM患者均会带来显著的临床益处。对于年龄＜25岁的患者，HbA1c目标值为7.5%，相应TIR的目标约为60%；对于老年人或高危的T1DM或T2DM患者，考虑到这部分人群有较高的低血糖风险，血糖目标范围设定在3.9～10.0mmol/L，为减少低血糖的发生，同时预防严重高血糖，TIR的控制目标从＞70%降至＞50%，TBR降至＜1%（血糖＜3.9mmol/L），TAR＜90%（血糖＜13.9mmol/L）；对于T1DM合并妊娠的妇女，血糖目标范围更加严格，范围设定为3.9～7.8mmol/L，TIR的控制目标是＞70%，TBR＜4%（血糖＜3.9mmol/L），TAR＜25%（血糖＞7.8mmol/L）；对于T2DM合并妊娠的妇女，TIR的研究证据有限，一般范围设定为3.9～7.8mmol/L，TIR的控制目标

表1-12　ATTD对不同糖尿病人群的TIR的建议

糖尿病人群	TIR（血糖目标）	TBR（血糖水平）	TAR（血糖水平）
T1DM或T2DM	＞70%（3.9～10.0mmol/L）	＜4%（＜3.9mmol/L）	＜25%（＞10.0mmol/L）
		＜1%（＜3.0mmol/L）	＜5%（＞13.9mmol/L）
老年人或高危T1DM和T2DM	＞50%（3.9～10.0mmol/L）	＜1%（＜3.9mmol/L）	＜90%（＜13.9mmol/L）
T1DM合并妊娠	＞70%（3.9～7.8mmol/L）	＜4%（＜3.9mmol/L）	＜25%（＞7.8mmol/L）
T2DM合并妊娠	≥85%（3.9～7.8mmol/L）	＜4%（＜3.9mmol/L）	＜10%（＞7.8mmol/L）

是≥85%，TBR＜4%（血糖＜3.9mmol/L），TAR＜10%（血糖＞7.8mmol/L）。

五、TIR与降糖药物的关系

TIR可了解血糖全貌，发现患者血糖的谷值与峰值，从而有针对性地选择降糖药物品种和调整剂量，使患者血糖平稳达标。大量研究显示一些降糖药物也可显著改善TIR。对于T2DM患者，口服药物阿卡波糖、钠-葡萄糖共转运蛋白2抑制剂均可显著提高TIR。TIR也可为基础胰岛素提供新的临床选择依据。作为基础胰岛素，德谷胰岛素治疗能够使患者的TIR达到77.3%，其他基础胰岛素转为德谷胰岛素治疗后，血糖控制更平稳，TIR值更高。与甘精胰岛素100U和300U相比，德谷胰岛素治疗组日内和日间变异性均显著降低。DUAL Ⅷ及DUAL Ⅴ研究表明，全球首个基础胰岛素GLP-1受体激动剂联合制剂德谷胰岛素利拉鲁肽对TIR也具有明显的改善作用。

六、小结与展望

TIR作为血糖监测的全新指标，自其概念提出以来，在临床越来越受到重视。TIR能更好地反映短期血糖控制情况，并且与血糖波动密切相关，与HbA1c具有线性相关，是对HbA1c重要和有益补充，可以更全面地反映患者的血糖控制水平，为糖尿病患者的血糖管理和护理提供了新的视角，在血糖监测中的地位不断提高，受到各国最新指南的一致推荐。各项研究均证实TIR与糖尿病慢性并发症的发生呈显著相关。推荐为不同患者制订个体化TIR目标，助力患者血糖达标，有效预防和延缓糖尿病并发症的发生和发展。虽然在临床上TIR的应用日益广泛，但检测TIR也存在检测结果偏倚大、耗材成本相对较高、医保报销比例偏少、对使用者要求较高等不足，目前还不能作为血糖控制的金标准。期待未来有更多来自真实世界的研究，为TIR在临床的应用提供更多证据支持。

【互动小问题】

1. 对于糖尿病患者，TIR 的目标血糖范围通常设为（　　）

A. 3.9～7.8mmol/L　　　　　　　B. 3.9～10.0mmol/L

C. 3.5～7.8mmol/L　　　　　　　D. 3.0～7.8mmol/L

2. 广义的 TIR 还包括（　　）

A. TIR　　B. TBR　　C. TAR　　D. HbA1c

答案：1. B；2. ABC。

参考文献

[1] 中华医学会糖尿病学分会. 中国血糖监测临床应用指南（2021年版）[J]. 中华糖尿病杂志, 2021, 13（10）: 936-947.

[2] 中华医学会糖尿病学分会. 中国2型糖尿病防治指南（2020年版）[J]. 中华糖尿病杂志, 2021, 13（4）: 315-409.

[3] BATTELINO T, DANNE T, BERGENSTAL R M, et al. Clinical Targets for continuous glucose monitoring data interpretation: recommendations from the international consensus on time in range[J]. Diabetes Care, 2019, 42（8）: 1593-1603.

[4] BATTELINO T, ALEXANDER C M, AMIEL S A, et al. Continuous glucose monitoring and metrics for clinical trials: an international consensus statement [J]. Lancet Diabetes Endocrinol, 2023, 11（1）: 42-57.

[5] LU J, MA X, ZHOU J, et al. Association of Time in Range, as Assessed by Continuous Glucose Monitoring, With Diabetic Retinopathy in Type 2 Diabetes. Diabetes Care, 2018, 41（11）: 2370-2376.

[6] WANG Y, LU J, NI J, et al. Association of thyroid stimulating hormone

and time in range with risk of diabetic retinopathy in euthyroid type 2 diabetes [J]. Diabetes Metab Res Rev, 2023, 25: e3639.

[7] 中华医学会糖尿病学分会微血管并发症学组. 中国糖尿病肾脏病防治指南（2021 年版）[J]. 中华糖尿病杂志, 2021, 13（8）: 23.

[8] LU J Y, WANG C F, SHEN Y, et al. Time in range in relation to all cause and cardiovascular mortality in patients with type 2 diabetes: a prospective cohort study [J]. Diabetes Care, 2021, 44（2）: 549-555.

[9] LI M, WU K, CHANG J, et al. A Retrospective Study on the Time in Range of Blood Glucose and Type 2 Diabetic Peripheral Neuropathy [J]. Biomed Res Int, 2022, 28: 2743679.

[10] PHILIS-TSIMIKAS A, ARODA V R, DE BLOCK C, et al. Higher Derived Time in Range With IDegLira Versus Insulin Glargine U100 in People With Type 2 Diabetes [J]. J Diabetes Sci Technol, 2023, 29: 19322968221149041.

（李红涛）

二 实战篇

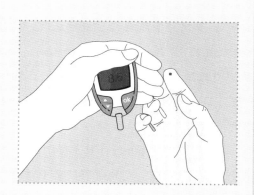

跟着病例学 | 糖尿病的分型与精准治疗

阅读要点提示

- 糖尿病的分型建议。
- 糖尿病分型诊断的依据。
- 糖尿病的精准治疗。
- 成人隐匿性自身免疫性糖尿病的指导标准及治疗原则。

病例资料

患者,男性,41岁。因"反复口干、多饮、多尿5年,加重1周"入院。

患者5年前因口干、多饮、多尿就诊于当地医院,测空腹血糖11mmol/L,糖化血红蛋白8.7%。诊断为2型糖尿病,给予"二甲双胍0.5g每日2次"口服降糖治疗。患者平素较少监测血糖。3年前因血糖控制不佳,加用"阿卡波糖50mg每日3次"口服。2年前开始使用胰岛素降糖,先后调整降糖方案为"地特胰岛素20U睡前皮下注射,联合米格列醇50mg每日3次口服""门冬胰岛素30注射液,早餐前18～24U、晚餐前26U皮下注射降糖"。近1周患者自觉口干、多饮症状加重,来我院门诊测空腹血糖17.3mmol/L,为求进一步诊治门诊以"2型糖尿病"收入院。病程中患者无头痛、头晕,无恶心、呕吐,无腹痛、腹泻。大小便正常。患者既往体健,否认有糖尿病家族史。

查体

体温36.5℃，脉搏88次/分，呼吸18次/分，血压130/84mmHg。身高170cm，体重70kg，BMI 24.22kg/m²，腰围90cm，臀围102cm。神志清，心肺查体无特殊。腹软，无压痛。足背动脉搏动正常。双下肢无水肿。

辅助检查

糖化血红蛋白12.6%；空腹葡萄糖10.14mmol/L；糖尿病自身抗体：GADA阳性、IAA和IA-2A阴性；尿常规：尿糖（＋＋＋），尿酮体阴性；血脂：总胆固醇6.48mmol/L，低密度脂蛋白5.43mmol/L，高密度脂蛋白0.98mmol/L，甘油三酯2.01mmol/L；尿微量白蛋白/尿肌酐6mg/g；甲状腺功能及TgAb、TPOAb、TRAb均在正常参考值范围。血常规、肝肾功能、皮质醇均在正常参考范围。

OGTT结果：见表2-1。

表2-1　OGTT结果

检查项目	0分钟	30分钟	60分钟	120分钟	180分钟
血糖/（mmol/L）	5.72	5.24	10.37	18.07	23.39
胰岛素/（pmol/L）	3.27	2.76	3.62	7.15	12.98
C肽/（ng/ml）	0.04	0.03	0.04	0.07	0.12

腹部超声：胆囊壁毛糙，请结合临床。

颈动脉及下肢血管超声：无斑块。

周围神经病变检测（SUDOSCAN）及对称性多发性神经病变（DSPN）：未见明显异常。

胸部正位片：未见明显异常。

心电图：窦性心律，大致正常心电图。

病例特点

（1）41岁男性，BMI 24.22kg/m²。

（2）外院诊断2型糖尿病5年，先后使用多种口服降糖药物治疗3年，病程中未出现糖尿病酮症酸中毒等急性并发症。

（3）糖尿病自身抗体GADA阳性，胰岛功能示空腹及糖负荷后胰岛素及C肽均降低，胰岛功能低平。

（4）无糖尿病家族史。

诊断

成人隐匿性自身免疫性糖尿病；高脂血症。

治疗

入科后给予糖尿病低脂饮食，予以胰岛素持续皮下泵入降糖，患者血糖波动较大，加用二甲双胍口服。停用胰岛素皮下泵后改用：德谷胰岛素26U睡前皮下注射，门冬胰岛素8U-6U-8U三餐前皮下注射，二甲双胍0.5g，每日3次。监测血糖：空腹血糖6～8mmol/L，餐后2小时血糖7～11mmol/L，无低血糖。给予瑞舒伐他汀5mg，每日1次调脂治疗。

【经验总结】

糖尿病具有高度异质性，需要精细诊断分型，以实现精准治疗。

本例患者青年起病，体重超重，无糖尿病家族史，未以糖尿病酮症酸中毒等急性并发症起病，初诊时未检测胰岛功能及胰岛相关自身抗体，仅根据临床表现诊断为2型糖尿病。病程中先后使用多种口服降糖药物及胰岛素降糖，血糖控制不佳。入院后查谷氨酸脱羧酶抗体阳性，控制血糖后查OGTT提示胰岛功能低平，故修改诊断为成人隐匿性自身免疫性糖尿病。所以在该患者诊治过程中存在一定不足：入院前未检测胰岛功能及胰岛相关自身抗体。故临床医生在接诊初发糖尿病时应关注糖尿病的分型，建议初发患者均完善胰岛功能及胰岛相关自身抗体检测。早发现、早诊断成人隐匿性自身免疫性糖尿病可以指导治疗，胰岛功能较差时早期启用胰岛素治疗。

【临床查房】

一、糖尿病的分型建议

目前临床上应用最广泛、最被公认的糖尿病病因分型方法为：1997年美国糖尿病协会（ADA）和1999年世界卫生组织（WHO）根据病因分型，将糖尿病分为1型糖尿病（T1DM）、2型糖尿病（T2DM）、特殊类型糖尿病和妊娠期糖尿病（GDM）4种类型。后续不同的学术组织及不同的专家共识对糖尿病的分型有不同的建议，具体见表2-2。

表2-2　糖尿病的不同分型指南

分型指南	分型
WHO指南（2019年）	T1DM、T2DM、妊娠期高血糖、特殊类型糖尿病、混合型糖尿病、未分类糖尿病
中华医学会糖尿病学分会指南（2020年）	T1DM、T2DM、妊娠期糖尿病、特殊类型糖尿病
美国糖尿病协会指南（2021年）	T1DM、T2DM、妊娠期高血糖、特殊类型糖尿病
糖尿病分型诊断中国专家共识（2022年）	T1DM、T2DM、妊娠期糖尿病、单基因糖尿病、继发性糖尿病、未定型糖尿病

二、成人隐匿性自身免疫性糖尿病

成人隐匿性自身免疫性糖尿病（LADA）属于免疫介导性1型糖尿病的亚型，是指早期临床表现与2型糖尿病类似，但胰岛β细胞遭受缓慢自身免疫损害为特征的糖尿病。即临床表型与2型糖尿病相似，本质上是一种T细胞介导的自身免疫性疾病。

根据LADA患者的临床症状及胰岛β细胞功能的衰竭程度等，可将LADA的自然病程分为无症状阶段、非胰岛素依赖阶段和胰岛素依赖阶段。LADA患者的β细胞功能减退呈现先快后慢的双相模式。

三、糖尿病分型诊断的依据

（一）病史采集和体格检查

1. 病史　包括发病年龄、有无"三多一少"症状、是否酮症起病，有无特殊用药史、家族史及合并其他器官系统的症状与体征等信息。

2. 体征　包括BMI、脂肪分布、面容、性腺发育及视力、听力等。病史采集及体格检查中发病年龄、是否酮症起病、体重指数为最重要的三大指标。

（二）辅助检查

1. 胰岛β细胞功能　临床上一般采用葡萄糖耐量试验或混合餐耐量试验来评估胰岛功能，这是糖尿病分型诊断的一个重要依据。尽管尚缺乏公认的判断截点值，通常认为刺激后C肽＜0.2nmol/L提示胰岛功能较差；刺激后C肽＜0.6nmol/L提示胰岛功能受损，应警惕T1DM或影响胰岛发育及分泌的单基因糖尿病可能；刺激后C肽≥0.6nmol/L提示胰岛功能尚可，诊断T2DM可能性大。但胰岛β细胞功能评估需在解除糖毒性的情况下进行，需结合血糖水平综合判定。

2. 胰岛自身抗体　胰岛自身抗体是反映胰岛β细胞遭受自身免疫攻击的关键指标。常见的胰岛自身抗体包括谷氨酸脱羧酶抗体（GADA）、胰岛素自身抗体（IAA）、胰岛细胞抗原2抗体（IA-2A）和锌转运体8抗体（ZnT8A），多用于诊断自身免疫性T1DM，包括经典的T1DM和LADA。IAA的检测受外源性胰岛素注射的影响，因此仅限于未用过胰岛素或胰岛素治疗2周内的患者。需要注意的是，胰岛自身抗体受检测方法影响较大。

3. 基因检测　基因检测是确诊单基因糖尿病的金标准。单基因糖尿病是由单一基因突变所致胰岛β细胞功能障碍或胰岛素作用缺陷而引起。基因检测对T2DM诊断价值不高，HLA基因检测可辅助诊断T1DM。

4. 糖化血红蛋白　其对糖尿病分型的价值主要用于暴发性T1DM的识别。

发病时 HbA1c＜8.7% 是暴发性 T1DM 的必备诊断条件之一。

5. 其他相关指标　其他相关指标检测对继发性糖尿病的诊断有辅助价值，如血、尿淀粉酶有助于胰源性糖尿病的鉴别，乳酸检测有助于线粒体糖尿病的鉴别。

四、糖尿病精准治疗的建议

糖尿病的异质性决定了精准医疗的难度。虽然目前对其精准治疗方法尚未达成一致，但仍有一些方法指导精准治疗方案的选择。糖尿病的精准治疗仍有待于更多相关研究的开展。目前精准治疗的建议如下。

（一）糖尿病的准确分型为精准治疗提供了有力的依据和保障

1. 单基因糖尿病诊断明确已经可以接受精准治疗。例如，HNF1A-MODY（MODY3）、HNF4A-MODY（MODY1）和 ABCC8-MODY（MODY12）对磺脲类药物的降糖作用非常敏感。或者 GCK-MODY（MODY2）患者可停止不必要的治疗。

2. T1DM 包括经典的 T1DM 和暴发性 T1DM，均需及早地启动胰岛素治疗；而 T1DM 的另一个亚型 LADA，需根据胰岛功能的结果判断是否需要启动胰岛素治疗，并在明确诊断后避免使用胰岛素促泌剂。

3. 妊娠期糖尿病诊断明确在饮食/运动控制的基础上，选用胰岛素治疗。而 T2DM 是精准治疗实施的难点。长期以来，人们认识到 T2DM 的病因、临床表现和发病机制具有异质性，但对不同临床特点、合并不同并发症及有特殊需求的 T2DM 患者的治疗方案进行了更加精细的分类和建议，对合并粥样动脉硬化性心血管疾病的患者、肥胖的患者推荐二甲双胍、GLP-1 受体激动剂、SGLT2 抑制剂等药物；对于容易发生低血糖的患者推荐低血糖风险小的药物如阿卡波糖等。对于不同的胰岛功能也可采取不同治疗，胰岛功能较差者以胰岛素、非促泌剂药物降糖为主。

（二）药物基因组学

是最早遵循精准治疗概念的研究领域，为糖尿病的药物疗效预测提供了线索，可用于指导患者治疗方案的个体化选择。目前糖尿病的药物基因组学研究主要集中在对二甲双胍治疗的反应方面，已经发现SLC22A1和SLC2A2的多态性位点、以及基于GWAS分析发现的ATM基因附近多态性可以影响二甲双胍的降糖效果。

糖尿病的精准治疗目前虽不能完全实现，但在准确分型、结合药物及患者个体特点的基础上可以给予不同患者个体化治疗。随着组学的发展，相信更多的组学指标可以应用于糖尿病药物疗效的精准预测，真正实现对糖尿病的精准治疗。

五、成人隐匿性自身免疫性糖尿病诊断标准及治疗原则

国际上较常用的LADA诊断标准为国际糖尿病免疫学会（IDS）标准：①起病年龄＞30岁。②任一胰岛自身抗体阳性。③起病6个月内不依赖胰岛素治疗。

国内周智广等学者曾提出的LADA早期诊断标准，2012年中华医学会糖尿病学分会关于LADA共识提出中国LADA诊断标准：糖尿病诊断成立后，排除妊娠期糖尿病或其他特殊类型糖尿病，并具备下述3项：①胰岛自身抗体阳性（GADA为首选筛查抗体，联合IA-2A、IAA、ZnT8A、TSPAN7可提高检出率）；或者胰岛自身抗原特异性T细胞阳性（如检测条件允许）。②年龄≥18岁（如年龄＜18岁，并具有①和③者则诊断为LADA）。③诊断糖尿病后至少6个月不依赖胰岛素治疗。

国际标准和国内标准的区别在于起病年龄的不同，目前国内共识推荐使用中国LADA诊断标准。

LADA治疗的核心在于选择既能维持糖代谢稳定，又具有保护胰岛β细胞功能的药物。基本原则：①避免使用磺脲类药物降糖。②若患者存在高滴度GADA、低C肽水平，或代谢控制不佳，及时启动胰岛素治疗。③在无禁忌证情况下，可酌情选用二甲双胍、DDP-4抑制剂、GLP-1受体激动剂、噻唑烷二酮类、钠－葡萄糖共转运蛋白2抑制剂及有免疫调节作用的维生素D。④建议LADA的治疗应根据C肽水平、胰岛自身抗体及是否合并心肾疾病，选择可能具有保护胰岛β细胞作用或改善心肾结局的降糖药，确定不同维度的血糖控制

标准。

【互动小问题】

1. 男性，19岁。诊断T1DM 2年。每日注射胰岛素平均40U。近1周来因胰岛素用完而停用胰岛素治疗。因乏力3天，昏迷4小时入院。在下列处理中错误的是（　　）

A. 立即测定血糖、血酮　　　　　B. 立即测定尿糖、尿酮

C. 立即皮下注射短效胰岛素40U　　D. 立即建立静脉通路

E. 立即做血气分析

2. 以下哪些药物可用于成人隐匿性自身免疫性糖尿病的治疗（　　）

A. 二甲双胍　　　　　　　　　　B. DDP-4抑制剂

C. 磺脲类药物　　　　　　　　　D. GLP-1受体激动剂

E. 钠-葡萄糖共转运蛋白2抑制剂

答案：1. C；2. ABDE。

参考文献

［1］周智广，伍汉文. 成人隐匿性自身免疫性糖尿病的诊断与治疗［J］. 中华内分泌代谢杂志，1998，（1）：4-5.

［2］中国医生协会内分泌代谢科医生分会. 糖尿病分型诊断中国专家共识（2022版）［J］. 中国医生杂志，2022，2（24）：161-178.

［3］中国医生协会内分泌代谢科医生分会. 成人隐匿性自身免疫糖尿病（LADA）诊疗中国专家共识（2021版）［J］. 中华医学杂志，2021，101（38）：3077-3091.

［4］HAWA M I, BUCHAN A P, OLA T, et al. LADA and CARDS: a prospective study of clinical outcome in established adult-onset autoimmune diabetes ［J］. Diabetes Care, 2014, 37（6）：1643-1649.

［5］CREE-GREEN M, BERGMAN B C, CENGIZ E, et al. Metformin

Improves Peripheral Insulin Sensitivity in Youth With Type 1 Diabetes [J]. J Clin Endocrinol Metab, 2019, 104 (8) : 3265-3278.

[6] LIVINGSTONE R, BOYLE JG, PETRIE J R, et al. A new perspective on metformin therapy in type 1 diabetes [J]. Diabetologia. 2017, 60 (9) : 1594-1600.

[7] TANG X, YAN X, ZHOU H, et al. Prevalence and identification of type 1 diabetes in Chinese adults with newly diagnosed diabetes [J]. Diabetes Metab Syndr Obes, 2019, 12: 1527-1541.

[8] SCHLOOT N C, PHAM M N, HAWA M I, et al. Inverse Relationship Between Organ-Specific Autoantibodies and Systemic Immune Mediators in Type 1 Diabetes and Type 2 Diabetes: Action LADA 11 [J]. Diabetes Care, 2016, 39 (11) : 1932-1939.

（钱　莉　刘　煜）

跟着病例学 |
来势汹汹的高血糖——暴发性1型糖尿病

阅读要点提示

- 暴发性1型糖尿病的诊断要点。
- 暴发性1型糖尿病的发病机制。
- 暴发性1型糖尿病的治疗原则。

病例资料 —————

　　患者，男性，60岁。因"口干、多饮、多尿半个月余，呕吐、腹痛、腹泻6天"入院。

　　患者半个月前无明显诱因出现口干、多饮、多尿，每日饮水量为2.5～3L，尿量与饮水量相当，当时未在意，未诊治。6天前有受凉感冒，自觉发热（未测体温），且当晚饮少量啤酒后出现恶心、呕吐、腹痛、腹泻，呕吐5～6次，量约1500ml，呕吐物为胃内容物，伴有少量血丝；腹泻4次，量少，为褐色稀便。次日就诊我院急诊科。查血常规：WBC 36.06×10^9/L（↑），N% 81%（↑），L% 9%；HbA1c 6.4%；血生化：GLU 73.37mmol/L（↑），Cr 270μmol/L（↑）、K^+ 6.82mmol/L（↑），Na^+ 122.6mmo/L（↓），Cl^- 73.6mmol/L（↓），淀粉酶118U/L，脂肪酶145.6U/L（↑）；尿常规：尿蛋白15mg/dl，尿糖2000mg/dl，尿酮体30mg/dl；血气分析：pH 7.35，PaO_2 116mmHg，$PaCO_2$ 23mmHg，HCO_3^- 12.7mmol/L、

BE −10.8mmol/L；粪便隐血弱阳性；腹部超声：胆囊异常所见，考虑胆囊炎可能性大，淤胆。急诊予以胃肠减压、抗感染、补液、抑酸及降糖等对症治疗4天，复查血生化：GLU 16.0mmol/L（↑），Cr 78μmol/L，K^+ 3.83mmol/L，Na^+ 143.0mmo/L，Cl^- 105.1mmol/L，淀粉酶90U/L，脂肪酶259.3U/L（↑）；血常规：WBC $10.92×10^9$/L（↑），N 0.812（↑），L 0.115，以"糖尿病酮症酸中毒，糖尿病"收入我科。患者既往体健，否认糖尿病家族史。

查体

体温36.9℃，脉搏69次/分，呼吸20次/分，血压115/65mmHg，身高175cm，体重61.5kg，BMI 20.1kg/m^2，腰围85cm，臀围93cm。神志清，心肺查体无特殊。腹部柔软，右上腹轻压痛，无反跳痛及肌紧张。双下肢无水肿。

辅助检查

炎症指标：CRP 24.4mg/L（↑），CT 0.653ng/ml（↑），IL-6 19.0pg/ml（↑）；血生化：GLU 12.54mmol/L（↑），Cr 78μmol/L，K^+ 3.6mmol/L，淀粉酶84U/L，脂肪酶358.9U/L（↑）；空腹胰岛素0.81mU/L（↓），C肽0.04ng/ml（↓）；糖尿病自身抗体：IAA、ICA、GADA均阴性；甲状腺功能8项：TT4 77.67nmol/L，TT3 0.86nmol/L（↓），FT3 1.93pmol/L（↓），FT4 14.08pmol/L，TSH 2.15mU/L，TgAb、TPOAb、TRAb均阴性。复查尿常规：尿糖阴性，尿酮体阴性；血生化：GLU 6.77mmol/L，Cr 69μmol/L，K^+ 3.35mmol/L（↓），淀粉酶113U/L，脂肪酶429.6U/L（↑）；血气分析：pH 7.46，HCO_3^- 27.0mmol/L，BE 3.0mmol/L；血培养（厌氧菌＋需氧菌）：无菌生长。100g馒头餐试验结果见表2-3。

表2-3　100g馒头餐试验

项目	血糖/（mmol/L）	胰岛素/（mU/L）	C肽/（ng/ml）
空腹	4.37	2.02	0.02
60分钟	10.53	1.43	0.02
120分钟	15.33	1.19	0.02

腹部超声：胆囊壁增厚，胆囊异常所见，腹水。阑尾超声：未见异常。

颈动脉超声：右锁骨下动脉起始段斑块形成。

胸部正位片：未见明显异常。

心电图：窦性心律，不正常T波，Ⅱ、Ⅲ、aVF导联T波低平。

病例特点

（1）60岁男性，急性起病，1周内迅速出现糖尿病酮症酸中毒（DKA）。

（2）发病时血糖显著升高（73.37mmol/L），而HbA1c 6.4%。

（3）糖尿病自身抗体阴性，胰岛功能示空腹C肽及负荷后C肽均低（0.02ng/ml）。

（4）有胃肠道症状，伴有TT3/FT3降低、脂肪酶升高。

（5）腹部超声：胆囊壁增厚，胆囊异常所见，腹水。

（6）无糖尿病家族史。

诊断

糖尿病酮症酸中毒，暴发性1型糖尿病；胆囊炎；腹水。

治疗

入科后予以低脂糖尿病饮食，继续给予抗感染、补液及皮下胰岛素泵降糖等对症支持治疗，1周后患者病情平稳出院。出院后给予三餐前皮下注射门冬胰岛素各6U＋甘精胰岛素10U/睡前，监测血糖：空腹血糖6～7mmol/L，餐后2小时血糖8～10mmol/L，无低血糖。

【经验总结】

暴发性1型糖尿病（FT1DM）患者发病时会伴有前驱感染、消化系统症状及"三多一少"的症状，起病后迅速出现糖尿病急性并发症即糖尿病酮症酸中毒（DKA），血糖显著升高，但HbA1c接近正常，胰岛功能丧失，部分患者有胰酶、转氨酶、肌酐、肌酶水平升高，可合并肌肉、肝脏、肾脏、心脏、胰腺等多脏器损害。糖尿病自身抗体及其他自身免疫抗体常阴性。胰腺影像学常无出血或坏死征像，极少数会出现胰腺水肿，但胰腺组织病理学检查无急性胰腺炎表现。

本例患者既往无糖尿病病史，本次以DKA起病，同时存在感染征象，考虑感染诱发DKA，脱水引起肾前性肾功能障碍，予以补液纠酮等治疗后，DKA纠正，肾功能恢复。但治疗过程中患者血糖波动大，这种情况多见于T1DM或T2DM病程较长的患者，是胰岛功能衰竭的表现。后续血糖平稳后，完善胰岛素C肽释放试验示自身胰岛素分泌绝对缺乏，符合FT1DM胰岛功能超急性破坏特征。此外，胰岛相关抗体均为阴性，且HbA1c与血糖分离，也提示胰岛功能急性破坏。结合患者病史、临床特点、辅助检查结果及治疗效果最终诊断为FT1DM。FT1DM的治疗分为急性期治疗和长期胰岛素替代治疗。在DKA的急性期，宜应迅速纠正DKA，给予积极补液、静脉小剂量胰岛素降糖、消除酮症、纠正电解质紊乱与酸碱平衡失调等；针对感染给予选择敏感抗生素治疗。急性期过后逐渐过渡至皮下胰岛素泵或皮下4针胰岛素注射控制血糖，避免使用胰岛素促泌剂或单纯口服降糖药治疗。由于该病患者胰岛功能极差，且呈不可逆性损害，血糖波动大，低血糖发生风险高，所以临床医生应予以足够的重视，制订个体化降糖方案。因此，早发现、早诊断、早治疗，从而避免出现高血糖症状和急性并发症，这一点尤为重要。

【临床查房】

一、什么是暴发性1型糖尿病

暴发性1型糖尿病（FT1DM）是日本学者Imagawa等于2000年首次提出的1型糖尿病（T1DM）的新亚型，以胰岛β细胞呈超急性、完全不可逆性破坏，临床上表现为血糖急骤升高，快速进展为酮症酸中毒、高渗状态等急性并发症，可缺乏糖尿病相关自身抗体为特征，表现为严重代谢紊乱、多脏器损害，病情危重，预后差。

FT1DM是近年来刚提出的T1DM的新亚型，由于其起病急骤、代谢紊乱严重、病情进展迅速、临床经过复杂及预后差，应引起临床医生的高度重视，正确的诊断和及时恰当的治疗对病情转归至关重要。

二、暴发性1型糖尿病诊断标准

2012年，日本糖尿病学会制定了FT1DM的诊断标准，认为FT1DM应该满足以下特点。

（1）出现高血糖症状约1周内发生糖尿病酮症或酮症酸中毒。

（2）初诊时血糖≥16.0mmol/L，且HbA1c＜8.7%。

（3）尿C肽排泄＜10μg/24h，或空腹血清C肽＜0.3ng/ml（＜0.10nmol/L），且负荷后（胰高血糖素兴奋或进食后）血清C肽＜0.5ng/ml（＜0.17nmol/L）。

（4）其他表现：起病前常有前驱症状如发热、上呼吸道感染或胃肠道症状；胰岛自身抗体：谷氨酸脱羧酶抗体（GADA）、酪氨酸磷酸酶蛋白抗体（IA-2A）、胰岛素自身抗体（IAA）等可为阴性；多数患者出现胰酶、转氨酶升高；本病可发生在妊娠期或分娩后。

同时，日本糖尿病学会认为，对于出现高血糖症状1周内发生糖尿病酮症/酮症酸中毒而初诊空腹血糖≥16mmol/L的患者，应进行FT1DM筛查。对于符合（2）（3）条的患者，即使病程超过1周，也应高度怀疑FT1DM。

三、暴发性1型糖尿病发病机制

FT1DM的病因和发病机制尚不十分清楚，目前认为可能与遗传（HLA基因型）、环境（病毒感染、药物）、自身免疫和妊娠等因素有关。其病理机制为胰岛β细胞超急性完全破坏，同时可能伴有胰腺外分泌部损伤。患者β细胞功能短时间内几乎完全丧失，临床表现较经典T1DM病程更短，DKA程度更重。

现已知与FT1DM相关的病毒包括柯萨奇病毒、流感病毒、埃可病毒、轮状病毒、巨细胞病毒、腮腺炎病毒、人类疱疹病毒6等。

四、暴发性1型糖尿病治疗的基本原则

一旦疑诊为FT1DM，应按DKA治疗原则给予积极补液、小剂量胰岛素静脉滴注、纠正电解质紊乱与酸碱平衡失调、对症及支持治疗等，同时要严密监测血糖、酮体、肝肾功能、胰酶、肌酶、心电图等。

【互动小问题】

1. 一位新诊断糖尿病的患者，使用胰岛素治疗后第7天，血糖下降至正常水平，但突然出现视物模糊，最可能的原因是（　　）

A. 已有白内障　　　B. 晶状体渗透压改变　　　C. 视网膜微血管病变

D. 合并青光眼　　　E. 玻璃体积血

2. 以下哪些项符合暴发性1型糖尿病的诊断（　　）

A. 血糖≥16.0mmol/L，且糖化血红蛋白＜8.7%

B. 血糖≥16.0mmol/L，且糖化血红蛋白＞8.7%

C. 空腹血清C肽＜0.3ng/ml，且负荷后2小时血清C肽＜0.5ng/ml

D. 胰岛自身抗体阴性

E. 有上呼吸道感染

答案：1. B；2. ACDE。

参考文献

[1] IMAGAWA A, HANAFUSA T, MIYAGAWA J, et al. A novel subtype of type 1 diabetes mellitus characterized by a rapid onset and absence of diabetes-related antibodies. Osaka IDDM Study Group [J]. N Eng J Med, 2000, 342 (5) : 301-307.

[2] IMAGAWA A, HANAFUSA T, UCHIGATE Y, et al. Fulminant type 1 diabetes: a nationwide survey in Japan [J]. Diabetes Care, 2003, 26 (8): 2345-2352.

[3] HANAFUSA T, IMAGAWA A. Fulminant type1 diabetes: a novel clincal entity requiring special attention by all medical practitioners [J]. Nat Clin Pract Endocrinol Metab, 2007, 3 (1) : 36-45.

[4] IMAGAWA A, HANAFUSA T, AWATA T, et al. Report of the committee of the Japan Diabetes Society On the research of fulminant and acute-onset type 1 diabetes mellitus: New diagnostic criteria of fulminant type 1 diabetes mellitus [J]. J Diabetes Investig, 2012, 3 (6): 536-539.

[5] 周健, 贾伟平. 对暴发性1型糖尿病的探索仍在继续 [J]. 中华糖尿病杂志, 2014, 6 (2) : 77-80.

（徐　春　肖海英）

跟着病例学 | 1型糖尿病的诊治经验分享

阅读要点提示

- 1型糖尿病的诊断要点。
- 1型糖尿病的发病机制。
- 1型糖尿病的治疗原则。

病例资料

　　患儿，男性，10岁。因"多饮、多食、多尿20余天"入院。

　　患儿家属代诉20余天前患儿无明显诱因出现多饮、多食、多尿症状，饮水量2500～3000ml/d，夜尿2～3次/晚，当时未予以处理。6天前因明显乏力、多饮、多食、多尿就诊于当地医院，并完善相关辅助检查。血气分析：动脉血pH 7.388，PaCO$_2$ 42.1mmHg，PaO$_2$ 109mmHg，BE −1.7mmol/L；血常规：WBC 6.65×10^9/L，Hb 129g/L，N% 39.7%，PLT 324×10^9/L；尿常规：比重1.05，葡萄糖（＋＋＋＋），酮体（＋＋）；便常规：正常；肝肾功能，电解质大致正常，随机血糖21.98mmol/L；β-羟丁酸2.47mmol/L；血脂：TG 1.09mmol/L，TC 4.32mmol/L，HDL-C 0.7mmol/L，LDL-C 3.09mmol/L；HbA1c 13.25%。考虑诊断"1型糖尿病，糖尿病酮症"。给予患儿补液、降糖、降酮等治疗，4天前患儿酮症纠正，改用门冬胰岛素6U于三餐前皮下注射控制血糖，患儿血糖仍控制不佳，餐前血糖波动在7.7～19.4mmol/L，餐后血糖波动在12.9～16.8mmol/L。患儿家属要求转院就诊进一步明确诊断及治疗，遂收入我科。自发病以来，患儿体重无明显变化。既往体健，否认糖尿病家族史。

查体

体温36.2℃，脉搏99次/分，呼吸20次/分，血压87/65mmHg，身高147cm（P75），体重35kg（P50）。神志清，心、肺查体无特殊。腹软，无反跳痛及肌紧张。双下肢无水肿。

辅助检查

血糖：0分钟7.21mmol/L，60分钟12.54mmol/L，120分钟19.13mmol/L；C肽：0分钟＜0.0165nmol/L，60分钟0.0267nmol/L，120分钟0.0857nmol/L；β-羟丁酸0.2mmol/L；胰岛自身抗体：IA-2A、ZnT8A、GADA均阳性；甲状腺功能3项：FT3 2.91pmol/L（↓），其余正常；甲状腺抗体3项均阴性；红细胞沉降率、凝血功能正常；X线胸片：未见明显异常；心电图：窦性心律，大致正常。

病例特点

（1）患儿，男性，10岁，体形非肥胖，急性起病，伴有糖尿病酮症。

（2）患儿发病前无明显诱因，有多饮、多食、多尿等"三多"症状较为典型。

（3）胰岛自身抗体阳性，胰岛功能示空腹C肽及混合餐负荷后C肽均低。

诊断

经典1型糖尿病；非甲状腺病态综合征（低T3综合征）。

治疗

患儿入科后予以糖尿病饮食，结构化教育，血糖监测，以及胰岛素降糖，1周后病情平稳出院。出院后给予三餐前皮下注射门冬胰岛素（5U-5U-4U），甘精胰岛素13U/睡前。1型糖尿病管理团队予以跟踪随访，患者自我监测血糖：空腹血糖6～8mmol/L，餐后2小时血糖8～10mmol/L，无低血糖发生。

【经验总结】

1型糖尿病（T1DM）起病年龄通常＜20岁，"三多一少"症状明显，以酮症或酮症酸中毒起病居多，体形非肥胖，血清C肽水平明显降低，依赖胰岛素治疗，且大多数胰岛自身抗体常阳性。经典性T1DM主要依据典型的临床表现来诊断。其中胰岛自身抗体的检测能有效帮助糖尿病分型诊断，提高分型诊断水平。本例患儿的抗体检测采用我中心建立的标准化放射配体法，此项抗体检测标准化技术依托国家中心平台在全国广泛推行，以此提高检测质量和基层分型诊断水平。

此外，新发T1DM在起病早期进行规范的教育和管理尤为重要。本例患儿在发病住院期间完成T1DM登记注册建档，对其进行全病程管理。患儿及监护人一起学习由T1DM教育师实施的结构化教育课程内容，主要围绕胰岛素治疗方案的选择以及管理中的胰岛素治疗、碳水化合物计数、胰岛素剂量调整等核心内容（表2-4、表2-5，图2-1）。同时进入由专职教育者管理的湖南省T1DM患者交流社群，每日科普推送、同伴支持、经验分享、定期专家客座直播间等形式多样的自我管理学习途径。另外，线上开放以多学科联动形式的T1DM综合管理门诊预约就诊通道，定期规律随访。随访就诊前，通过APP推送量表，对患者自我管理水平进行评估。诊疗中，评估患者胰岛素注射部位。教育师根据评估结果，制订教育处方，并进行一对一个体化教育。诊疗后，电子病历系统根据教育处方，定期向患者推送有针对性的教育内容。

因此，对T1DM患者进行系统化、标准化的综合管理十分必要，有助于提高

表2-4　1型糖尿病结构化教育课程表

第一节	与1型糖尿病共存	第六节	胰岛素剂量调整攻略
第二节	自我血糖监测	第七节	认识低血糖
第三节	压力管理与有效沟通	第八节	1型糖尿病的运动计划
第四节	了解胰岛素治疗方案	第九节	1型糖尿病并发症的防治
第五节	认识碳水化合物	第十节	讨论答疑

表2-5　碳水化合物系数估算方法

估算方法一	使用速效胰岛素的患者 碳水化合物系数＝500÷全天长效及速效胰岛素总量
估算方法二	碳水化合物系数＝全天碳水总量÷全天用餐胰岛素总量
估算方法三	碳水化合物系数＝数天碳水总量÷数天用餐胰岛素总量

注：只有当患者的血糖基本稳定，并控制在目标值以内时，所用的胰岛素总量才准确可靠。

餐前胰岛素用量计算步骤如下：

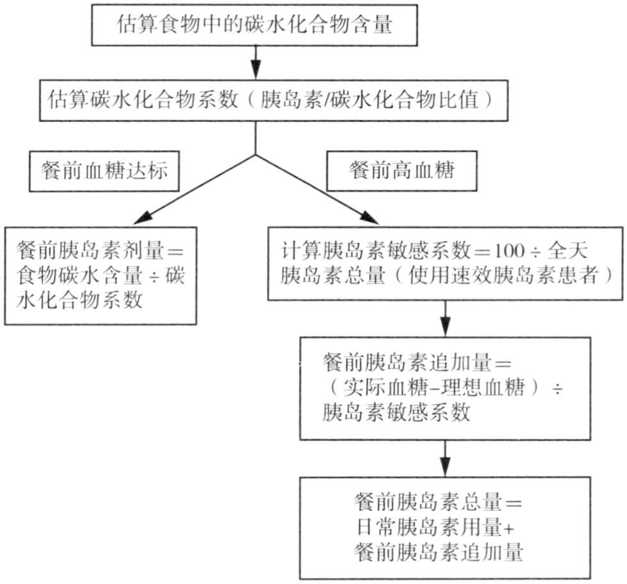

图2-1　碳水化合物系数和胰岛素敏感系数使用流程

T1DM患者的治疗达标率，减少或延缓患者并发症的发生，提高患者的生活质量。

【临床查房】

一、1型糖尿病的诊断依据

T1DM主要依据临床表现进行诊断，胰岛β细胞破坏所致的依赖胰岛素治疗是诊断T1DM的金标准。

（一）临床特征

T1DM目前尚无确切的诊断标准，主要根据临床特征来诊断。支持T1DM

诊断的临床特征如下。

1. 发病年龄 大多数患者在20岁以前发病，但也可以在任何年龄发病。

2. 发病方式 发病较急，多数患者口干、多饮多尿多食、体重下降等"三多一少"的症状较为典型，有部分患者直接表现为恶心、呕吐等酮症酸中毒症状。

3. 治疗方式 依赖胰岛素治疗。

一般在临床上年轻发病、发病较急、"三多一少"症状明显，且伴有酮症或酮症酸中毒者，应警惕T1DM的可能。先给予胰岛素治疗，定期观察患者对胰岛素治疗的依赖程度及胰岛功能衰竭的速度，同时注意与其他类型的糖尿病相鉴别，最终确定分型。

（二）实验室检查

除临床表现外，实验室检查对于T1DM的诊断也很重要。

1. 胰岛功能 若发病1年内刺激后C肽水平＜0.6nmol/L，应疑诊为T1DM，然后随访观察C肽水平的变化，进行最终分型。

2. 胰岛自身抗体 这是胰岛β细胞遭受免疫破坏的标志物，也是诊断自身免疫性T1DM的关键指标，常包括谷氨酸脱羧酶抗体（GADA）、蛋白酪氨酸磷酸酶自身抗体（IA-2A）、胰岛素自身抗体（IAA）、锌转运蛋白8抗体（ZnT8A）等。

3. 基因检测 HLA-Ⅱ类基因是T1DM的主效基因，对疑诊T1DM且胰岛自身抗体阴性的患者，可进行易感基因检测以帮助诊断。虽然HLA易感基因型未作为诊断标准，但它具有辅助诊断价值，可以反映患者自身免疫的发生风险。

二、经典性1型糖尿病的诊断要点

T1DM具有较大的异质性，按病因可分为自身免疫性T1DM和特发性T1DM两种亚型，且以自身免疫性T1DM居多。按照发病急缓，则T1DM可分为暴发性T1DM（FT1DM）、经典性T1DM、缓发性T1DM 3种亚型。

其中，经典性T1DM的诊断主要依据以下典型的临床表现。

1. 发病年龄通常＜20岁（发病年龄高峰在10～14岁）。

2. "三多一少"症状明显，以酮症或酮症酸中毒起病。

3. 体形非肥胖，血清C肽水平明显降低。

4. 依赖胰岛素治疗，且大多数有胰岛特异性自身抗体（如GADA、IA-2A等）。

三、1型糖尿病的发病机制

T1DM的病因和发病机制尚不十分清楚，目前认为是易感基因和环境因素的相互作用，共同参与了T1DM的发生和发展。T1DM发病风险受种族遗传、年龄、性别、季节、饮食、地区等多种因素交织作用的影响。其病理机制为胰岛β细胞破坏而导致胰岛素绝对缺乏，具有酮症倾向的糖尿病，患者需要终身依赖胰岛素维持生命。

四、1型糖尿病的治疗与教育原则

1. 治疗基本原则　终身使用胰岛素是T1DM患者目前唯一有效的治疗措施。

胰岛素治疗的重点在于将血糖维持在目标范围内，同时尽可能减少低血糖的发生，以及防止DKA的发作。胰岛素治疗需要与饮食和运动紧密结合，更重要的是保证儿童及青少年的正常生长发育，最大限度地减少T1DM患者的社会心理负担，从而减少与糖尿病相关的痛苦感，同时促进心理健康。

2. 教育基本原则　①一经诊断，所有T1DM患者及其家庭均应接受适应其文化背景的自我管理教育与支持项目，并且对患者自我管理行为进行持续评估，并提供连续性支持。②结构化教育被认为是迄今级别最高、最有效的T1DM自我管理教育模式，国内首个针对T1DM患者的结构化教育项目——掌控我生活。③应以患者为中心，根据患者的需求共同制订个性化的教育计划，并随着患者的年龄、生长发育、病情、有无并发症等变化进行动态调整。④教育的内容主要包含解决实际问题、社会心理问题、改变行为和维持自我管理能力的方法和策略等。

【互动小问题】

1. 在日常的生活中，下列1型糖尿病患者使用胰岛素的做法错误的是（　　）

A. 如果吃饱饭马上想起还没有打针，可以补打同样剂型的餐前胰岛素

B. 如果半夜醒来发现忘记打睡前的胰岛素，这时可以补打

C. 如果早饭前没有打针，但是吃过饭后想起来，这时不应该再打胰岛素

D. 如果早饭前忘记打针，饭后可以补打

答案：C。

2. 碳水化合物计数法是指1U速效或短效胰岛素所能处理的碳水化合物的克数，从而控制餐后血糖。使用速效胰岛素的糖尿病患者，其碳水化合物系数的计算方法有（　　）

A. 成人以1:15为初始量

B. 某一餐的碳水化合物系数＝该餐进食的碳水化合物克数÷该餐的餐前胰岛素剂量

C. 500÷全天胰岛素总量

D. 450÷全天胰岛素总量

答案：ABC。

3. 王先生诊断为1型糖尿病5年，目前使用门冬胰岛素控制血糖，平时血糖控制满意。目前全天胰岛素用量为40U。中午打算进食米饭150g，瘦猪肉100g，大白菜200g，餐前测得血糖值为7mmol/L（达标），王先生应在中餐前注射多少剂量的胰岛素？

答案：

（1）王先生血糖控制满意，餐前血糖达标，所以餐前无须追加胰岛素。

（2）碳水化合物系数＝500÷40＝12.5。

（3）使用食物库App软件所查的中餐食物中碳水化合物总量为45.8g。

（4）餐前胰岛素用量＝食物中的碳水化合物总量÷碳水化合物系数＝45.8÷12.5＝3.7U≈4U。

注意：以上例子均假设胰岛素敏感性全天不变，需要根据个体不同情况进行调整。

参考文献

［1］ALBERTI K G, ZIMMET P Z. Definition, diagnosis and classification of diabetes mellitus and its complications. Part 1: diagnosis and classification of diabetes mellitus provisional report of a WHO consultation ［J］. Diabet Med, 1998, 15（7）: 539-553.

［2］Classification of Diabetes Mellitus ［R］. World Health Organization, 2019.

［3］MAYER-DAVIS E J, KAHKOSKA A R, JEFFERIES C, et al. ISPAD Clinical Practice Consensus Guidelines 2018: Definition, epidemiology, and classification of diabetes in children and adolescents ［J］. Pediatr Diabetes, 2018, 19（Suppl 27）: 7-19.

［4］中华医学会糖尿病学分会，中国医生协会内分泌代谢科医生分会，中华医学会内分泌学分会，等. 中国1型糖尿病诊治指南（2021版）［J］. 中华糖尿病杂志，2022, 14（11）: 1143-1250.

［5］YANG L, LUO S, HUANG G, et al. The diagnostic value of zinc transporter 8 autoantibody（ZnT8A）for type 1 diabetes in Chinese ［J］. Diabetes Metab Res Rev, 2010, 26（7）: 579-584.

［6］NAN X, LI X, XIANG Y, et al. Screening Strategy for Islet Autoantibodies in Diabetes Patients of Different Ages ［J］. Diabetes Technol Ther, 2022, 24（3）: 212-219.

（李　霞）

跟着病例学 | 胰岛素起始治疗时机与剂量调整

阅读要点提示

- 2型糖尿病患者中，胰岛素起始治疗的时机是什么？
- 如何进行剂量调整？

病例资料

患者，男性，68岁。因"确诊2型糖尿病20年，血糖控制不佳3年，加重1个月"入院。

患者20年前于社区医院诊断为2型糖尿病，诊断后应用"二甲双胍"降糖治疗，平素未监测血糖。近10年因血糖控制不佳多次进行降糖方案的调整，方案调整初期血糖可控制在空腹血糖6～8mmol/L，餐后2小时血糖9～11mmol/L。近3年血糖逐渐上升，空腹血糖8～9mmol/L，餐后2小时血糖12～14mmol/L，目前降糖方案为"二甲双胍缓释片1g，每日2次，格列美脲4mg，每日早上1次，卡格列净100mg，每日早上1次"治疗，近1个月患者空腹血糖13～15mmol/L，餐后2小时血糖16～18mmol/L，同时出现体重下降，约10kg，为进一步诊治入院。患者既往高血压病史10余年，最高血压170/100mmHg，目前口服"替米沙坦80mg，每日1次"治疗，血压可控制在130/80mmHg左右。入院查体：身高173cm，体重65kg，BMI 21.7kg/m²。心、肺、腹查体未见异常。双足温凉觉、振动觉、针刺觉减退，10g尼龙丝检查示双足共4个缺失点，踝反射正常存在。

辅助检查

生化检查：空腹血糖14.5mmol/L，血肌酐53μmol/L，肝功能未见异常。HbAlc 11.3%。尿常规：尿糖（＋＋＋），酮体（＋/－）。并发症筛查：眼底照相提示双眼中度非增殖性糖尿病视网膜病变，交感神经反应测定：双足重度感觉阈值丧失。尿ACR 132mg/g。胰岛素＋C肽释放试验：结果见表2-6和图2-2。

表2-6　胰岛素＋C肽释放试验结果

时间	血糖/（mmol/L）	胰岛素/（mU/L）	C肽/（ng/ml）
0小时	8.9	4.22	0.87
1小时	13.5	7.31	1.06
2小时	16.4	10.29	1.51
3小时	11.4	6.1	0.98

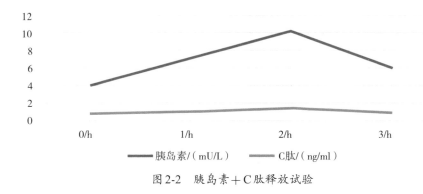

图2-2　胰岛素＋C肽释放试验

病例特点

1. 患者为老年男性，既往有糖尿病病史20年，病程长。

2. 患者初期单用二甲双胍治疗，血糖控制良好。随着病程延长，疾病进展，目前3种口服药物联合治疗，血糖仍控制较差。

3. 患者病程20年，已加用磺脲类降糖药物，该药物为胰岛素促泌剂，对于胰岛功能储备良好的患者，可起到良好的降糖作用，该患者初期应用磺脲类降糖药物，血糖可控制，但随着病程进展，胰岛功能下降，磺脲类药物治疗效果欠佳。

4. 患者目前已合并多种糖尿病慢性并发症。

5. 患者入院后胰岛素＋C肽释放试验提示胰岛素储备功能差，进餐后无明显胰岛素分泌高峰。

入院诊断

2型糖尿病；糖尿病周围神经病变；糖尿病视网膜病变（中度非增殖期）；糖尿病肾病（G1A2期）；高血压病2级，高危组。

【临床查房】

一、胰岛素起始治疗的时机及方案调整

1. 根据《中国2型糖尿病防治指南（2020年版）》，经多种口服药物联合治疗3个月以上，血糖仍未达标（HbA1c＞7%），建议起始胰岛素治疗（图2-3）。

2. 起始胰岛素治疗时胰岛素制剂的选择。根据指南建议，在生活方式的基础上联合3种降糖药物治疗，血糖仍未达标，可以起始胰岛素治疗，方案包括基础胰岛素、基础胰岛素＋餐时胰岛素、预混胰岛素或双胰岛素类似物起始胰岛素治疗。

3. 起始胰岛素剂量制订及调整原则如下。

（1）预混胰岛素：每日2次预混胰岛素，起始的胰岛素剂量一般为0.2～0.4U/（kg·d），按1:1的比例分配到早餐前和晚餐前。根据空腹血糖和晚餐前血糖分别调整晚餐前和早餐前的胰岛素用量，每3～5天调整1次，根

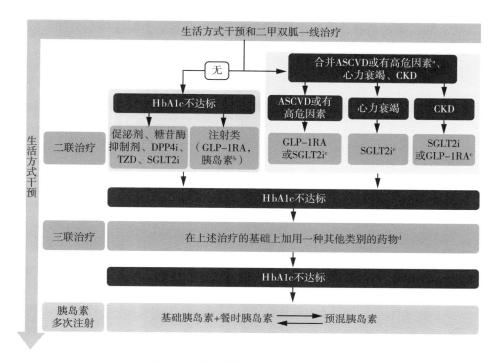

图 2-3　胰岛素起始治疗时机和方案

注：a. 高危因素指年龄≥55岁伴以下至少1项：冠状动脉或颈动脉或下肢动脉狭窄≥50%，左心室肥厚；b. 通常选用基础胰岛素；c. 加用具有 ASCVD、心力衰竭或 CKD 获益证据的 GLP-1RA 或 SGLT2i；d. 有心力衰竭者不用 TZD。

据血糖水平每次调整的剂量为1～4U，直到血糖达标。

（2）双胰岛素类似物：一般从0.1～0.2U/（kg·d）开始，于主餐前注射，根据空腹血糖水平调整剂量直至达标，如德谷门冬双胰岛素每日1次治疗，剂量达到0.5U/（kg·d）或30～40U餐后血糖仍控制不佳，或患者每日2次主餐时，可考虑改为每日2次注射。

二、为本例患者制订降糖方案

1. 本例患者是一个典型的2型糖尿病病例，发病初期一线药物二甲双胍治疗有效，随着病程的延长，疾病进展，胰岛功能逐渐下降，应用3种口服药物治疗，血糖仍未达标，同时合并多个糖尿病慢性并发症，此时便是起始胰岛素治疗的时机。

2. 胰岛素的选择有多种多样，该患者空腹及餐后血糖控制均欠佳，以及患者依从性问题，综合考虑选择每日2次胰岛素注射治疗。

3. 如果患者选择预混胰岛素，按照患者的体重，建议初始剂量为：$65 \times 0.4 = 26U$，按照$1:1$分配，早13U，晚13U皮下注射，如果患者空腹及餐后血糖仍未达标，3天左右调整一次胰岛素剂量，直到空腹血糖及餐后血糖达标为止。

4. 对于体形偏胖、合并胰岛素抵抗的患者，可以选择联合二甲双胍等药物降糖，对于合并CVD或者CKD患者，建议联合GLP-1受体激动剂或者SGLT2抑制剂类药物治疗。

互动小问题

1. 如果该患者选择德谷门冬双胰岛素，剂量应如何设定，血糖不达标时应如何进行剂量调整？

答案：该患者如果选择德谷门冬双胰岛素，建议选择每日1次注射治疗方案，按照患者的体重，初始剂量$65kg \times 0.2U/(kg \cdot d) = 13U$，于主餐前注射。此外，该患者合并糖尿病肾病，建议联合二甲双胍、SGLT2抑制剂治疗，每3天调整1次胰岛素剂量，直至空腹血糖达标。若每日1次德谷门冬双胰岛素治疗达到$0.5U/(kg \cdot d)$或者$30 \sim 40U$，血糖仍未达标，可调整为每日2次注射治疗。

2. 应用预混胰岛素治疗后，如果患者出现血糖波动，甚至夜间低血糖，应当如何处理？

答案：如果出现低血糖症状，包括心悸、出汗等，立即测血糖，明确有无低血糖，若不能及时测血糖，按照低血糖处理；补充含$15 \sim 20g$葡萄糖的食物（如$5 \sim 6$块水果糖），并于15分钟后复测血糖，若血糖仍低于3.9mmol/L，予以葡萄糖口服或静脉注射，监测血糖，直至低血糖纠正；寻找低血糖原因，若存在未按时进食或进食较少，调整生活方式，定时和定量进餐，如果进餐量减少则相应减少胰岛素剂量，每次可调整$2 \sim 4U$，直至血糖达标；加强血糖监测，包括空腹、三餐前后、睡前和夜间血糖。

参考文献

［1］中华医学会糖尿病学分会. 中国2型糖尿病防治指南（2020年版）［J］. 中华糖尿病杂志，2021，13（4）：317-411.

（柯　静　赵　冬）

跟着病例学 |
2型糖尿病合并非酒精性脂肪性肝病的药物选择

阅读要点提示

● 2型糖尿病（T2DM）和非酒精性脂肪性肝病（NAFLD）密切相关，两者患病率呈同步上升趋势，胰岛素抵抗是两者共同的病理生理基础。

● 吡格列酮对T2DM合并非酒精性脂肪性肝病/非酒精性脂肪性肝炎（NASH）疗效确切。

● 吡格列酮与二甲双胍联合治疗可能为T2DM合并NAFLD患者带来更大临床获益。

● 超重/肥胖T2DM合并NAFLD患者的降糖治疗，可以考虑二甲双胍联合具有NAFLD疗效证据的胰高血糖素样肽-1受体激动剂（GLP-1RA）。

● T2DM合并NAFLD患者若存在高血压，降压治疗首选血管紧张素Ⅱ受体阻滞剂（ARB）类药物。

● T2DM合并NASH患者，可酌情使用其他护肝药治疗。

病例资料

患者，男性，45岁。因"口干、多饮、多尿、消瘦1年"就诊。

现病史：患者近1年无明显诱因出现体重下降5kg，尿量明显增多，口干、多饮。无尿中泡沫增多、下肢水肿，无视物模糊、视力下降，无手足麻木、发凉、针刺样感觉，无下肢疼痛、间歇性跛行等不适。

既往史：肝功能异常2余年，长期口服双环醇保肝治疗，多次复查肝功能异常，诊断考虑为"脂肪肝"。否认有其他基础疾病史。

个人史：否认吸烟、饮酒史。否认其他家族遗传性疾病史。

查体

神志清楚，精神好，体形中等，无满月脸，身高175cm，体重82kg，BMI 26.8kg/m²，血压122/70mmHg。甲状腺未触及明显肿大。双肺呼吸音清，未闻及明显干湿啰音。心率72次/分，律齐。腹软，无压痛。双下肢无水肿。

辅助检查

实验室检查：结果见表2-7。

表2-7　实验室检查结果

项目	结果	正常范围
HbA1c	7.2%	4%～6%
血糖		
空腹血糖	8.2mmol/L	3.9～6.1mmol/L
餐后2小时血糖	16.1mmol/L	3.9～7.8mmol/L
胰岛素		
空腹胰岛素	38.35μU/ml	2.6～24.6μU/ml
餐后2小时胰岛素	205.90μU/ml	
肝功能		
谷丙转氨酶（ALT）	135U/L	15～35U/L
谷草转氨酶（AST）	78U/L	7～40U/L
γ-谷氨酰转肽酶（GGT）	80U/L	7～45U/L
血脂		
胆固醇	5.59mmol/L	<5.18mmol/L
甘油三酯	1.81mmol/L	<1.7mmol/L
低密度脂蛋白	3.58mmol/L	

腹部超声：提示中至重度脂肪肝。

瞬时弹性成像＋脂肪肝受控衰减参数检查：肝脏硬度值13.3kPa（METRAVIR分期F3～F4）；脂肪肝受控衰减参数284db/m（脂肪变比例≥34%）。

诊断

2型糖尿病合并非酒精性脂肪性肝病、肝功能异常和血脂异常。

【经验总结】

跟着指南复习，当遇到T2DM合并NAFLD应如何选择适当的药物治疗。NAFLD是指除外酒精和其他明确的因素所致，以肝细胞内脂肪过度沉积为主要特征的临床病理综合征，与胰岛素抵抗和遗传易感性密切相关的获得性代谢应激性肝损伤，包括NAFLD、NASH，其中一部分患者最终发展为肝硬化，甚至肝细胞癌（图2-4）。

肝脏在人体糖脂代谢中起重要作用。NAFLD是许多代谢性疾病的风险因

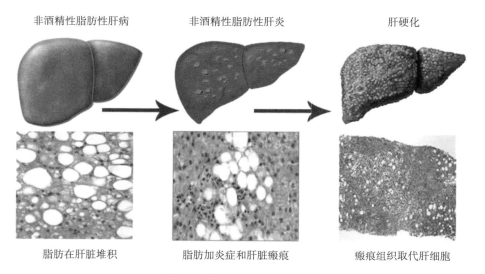

非酒精性脂肪性肝病	非酒精性脂肪性肝炎	肝硬化
脂肪在肝脏堆积	脂肪加炎症和肝脏瘢痕	瘢痕组织取代肝细胞

图2-4　脂肪肝病理演变过程

素，如T2DM、高脂血症、高胰岛素血症及动脉粥样硬化等。T2DM和NAFLD之间存在共同的病理生理基础——胰岛素抵抗。同时，糖尿病影响NAFLD的严重程度和预后，而NAFLD也增加了未来罹患糖尿病及其心血管和肾脏并发症的风险。因此，两者同时出现时会显著增加预后不良的风险。目前尚无药物获批用于治疗NAFLD合并2型糖尿病，大多数患者的一线治疗强调生活方式干预，或针对诊断为糖尿病、肥胖或血脂异常的药物治疗。

那么，T2DM合并NAFLD患者究竟该如何选择治疗药物？如何使用？结合《中国成人2型糖尿病合并非酒精性脂肪性肝病管理专家共识（2021年版）》及其他指南、参考文献总结相关知识供大家参考。

一、常用的糖尿病药物在NAFLD中的研究

（一）噻唑烷二酮类（TZDs）药物

1. 药理机制　通过增加靶细胞及组织对胰岛素作用的敏感性而发挥降糖作用，适于伴明显胰岛素抵抗的T2DM的治疗（如吡格列酮），其可使脂肪从肝脏转向外周组织，且减轻肝脂肪沉积的疗效优于二甲双胍，更明显优于DPP-4抑制剂对T2DM、NAFLD和NASH的疗效确切。研究显示，吡格列酮可使转氨酶恢复正常，且能降低肝的脂肪含量，增加肝的胰岛素敏感性，还可改善肝的病理变化，减轻肝小叶炎症，同时改善肝纤维化（图2-5）。

《中国成人2型糖尿病合并非酒精性脂肪性肝病管理专家共识（2021年版）》中明确推荐，吡格列酮作为此类患者的首选降糖药物。该共识指出，吡格列酮能有效改善T2DM患者的NASH，剂量为45mg/d还能改善肝纤维化；而且，吡格列酮能减少T2DM伴心血管疾病（CVD）者的大血管事件，同时减少脑卒中伴胰岛素抵抗的非糖尿病者再发脑卒中和发生心肌梗死。研究显示，与二甲双胍或吡格列酮单用相比，吡格列酮联合二甲双胍能明显提高胰岛素敏感性，故两者联合治疗可为T2DM合并NAFLD者带来更大的临床获益。

2. 注意事项　伴有心功能不全、水肿、骨折风险者等慎用吡格列酮。有心力衰竭（NYHA心功能分级Ⅱ级以上）、活动性肝病或转氨酶升高超过正常值上限2.5倍、严重骨质疏松和有骨折病史者禁用噻唑烷二酮类药物。

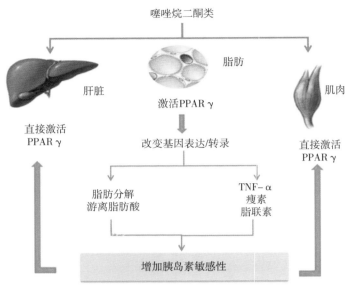

图 2-5　噻唑烷二酮类药物的作用机制

（二）二甲双胍

1. 药理机制　通过减少肝脏葡萄糖的输出和改善外周胰岛素抵抗而降低血糖，推荐作为T2DM者控制高血糖的一线用药和药物联合中的基本用药（图2-6）。

二甲双胍具有降糖、减重、改善胰岛素敏感性的作用，目前虽缺乏其改善脂肪性肝炎病理变化的证据，但其对存在中、高危CVD风险的肥胖T2DM患者有心血管获益研究证据，加之其价廉、安全性高，同时减少合并NAFLD的

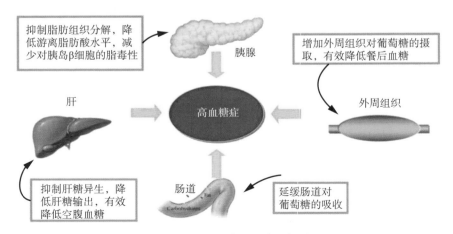

图 2-6　双胍类药物的作用机制

T2DM患者肝内外肿瘤风险。因此，对于超重、肥胖T2DM合并NAFLD的降糖治疗仍是可考虑的选择。

2. 注意事项　存在明显的肝损害（如血清转氨酶＞正常值上限3倍）、肝功能不全或失代偿期肝硬化等情况，NAFLD患者可安全使用二甲双胍，以防止糖代谢紊乱。另外，二甲双胍对其他人群尚无强证据支持可减少T2DM患者CVD的发生，目前无在T2DM合并NAFLD者的心血管结局研究。

3. 其他药物　目前胰岛素促泌剂、α-葡萄糖苷酶抑制剂、DPP-4抑制剂、胰岛素等尚无确切疗效的病理学指标方面改善脂肪肝的证据，也缺乏在T2DM合并NAFLD患者中的心血管结局研究，因此在合并NAFLD的患者中不作优选。

二、新型抗糖尿病药物在NAFLD中的研究

（一）GLP-1RA

1. 药理机制　通过激活GLP-1受体以葡萄糖浓度依赖的方式刺激胰岛素分泌和抑制胰高糖素分泌，同时增加肌肉和脂肪组织葡萄糖摄取，抑制肝葡萄糖的生成，进而达到降糖作用，同时兼具减重、降压、降脂、改善胰岛素抵抗的作用，并能延缓胃排空、抑制摄食中枢，更适于胰岛素抵抗、腹型肥胖的T2DM者，以及伴有动脉粥样硬化性心血管疾病（ASCVD）或高危心血管疾病风险的T2DM患者（图2-7）。

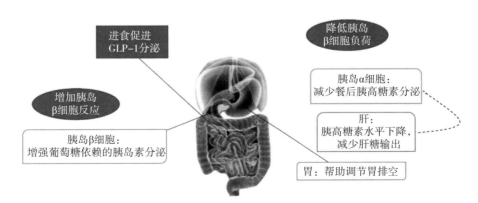

图2-7　GLP-1受体的作用机制

　　研究显示，GLP-1RA能明显改善T2DM合并NAFLD患者的肝组织学改变，如小叶性炎症、气球样变和纤维化，且降低异常的转氨酶水平；GLP-1RA制剂（利拉鲁肽）通过阻止外源性脂肪在体内沉积、脂肪组织脂解及肝糖原生成，而减轻肝纤维化的进展。利拉鲁肽是目前国内上市且说明书注明唯一能治疗T2DM合并NAFLD的GLP-1RA，其对NAFLD的改善可能与体重下降有关，体重降幅较大者肝的脂肪含量降低更为明显。

　　2. 注意事项　利拉鲁肽、度拉糖肽等GLP-1RA尚缺乏在T2DM合并NAFLD患者中的心血管结局研究。禁用于有甲状腺髓样癌病史或家族史患者、多发性内分泌腺瘤病2型患者。不推荐有胰腺炎病史或高风险的T2DM患者使用。

（二）钠-葡萄糖共转运蛋白2抑制剂（SGLT2i）

　　1. 药理机制　通过抑制近端肾小管SGLT2的活性而增加尿葡萄糖排泄，达到降糖作用，同时增加水、钠和尿酸的排出，并减少内脏脂肪（对骨骼肌影响小），减轻体重和降低血压，可单用或联合其他降糖药物治疗成人T2DM（图2-8）。

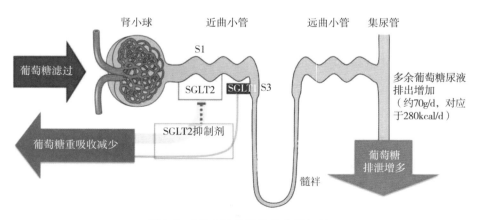

图2-8　SGLT2i类药物的作用机制

　　SGLT2i类药物具有降糖、减重的作用，但不同的药物种类对NAFLD的疗效不一，其中以达格列净和恩格列净的治疗效果较为肯定。SGLT2i与利拉鲁肽联合使用可改善NAFLD患者的病情，这也可能是因为患者体重减轻而获得的临床效益。

2. 注意事项　SGLT2i缺乏在T2DM合并NAFLD者中的心血管结局研究。SGLT2i与利拉鲁肽联用缺乏对肝纤维化疗效病理学指标评估的确切证据。

三、调脂药物

临床上常用的贝特类和他汀类药物都缺乏病理学改善NASH和纤维化的较强证据。相较于T2DM的血脂控制目标，目前尚无证据提示T2DM合并NAFLD的血脂控制是否要求更严格。在调脂药物使用过程中，临床医生需关注患者血脂、肝功能，甚至肌酸激酶等指标的变化，出现药物使用禁忌证或不良反应时，需避免用药。

四、降压药物

血管紧张素Ⅱ受体阻滞剂（ARB）类药物对NAFLD的影响证据相对较多。有研究发现ARB可改善NASH的病理改变和血清酶学。ARB可安全用于T2DM合并NAFLD的降压治疗。

五、其他

维生素E（800U/d）能改善临床脂肪肝的组织学变化，是国内外多个NAFLD指南治疗NASH的首选药物，但由于其长期安全性及在T2DM患者中使用的证据不确切，故目前不建议其常规用于T2DM合并NAFLD的治疗。

对于转氨酶升高的患者，尤其合并代谢综合征和T2DM时，可考虑联用1～2种护肝药（如多烯磷脂酰胆碱、双环醇、甘草酸制剂、水飞蓟素、S-腺苷蛋氨酸和还原型谷胱甘肽等）。连续3个月检测肝酶在正常范围后，再巩固治疗3～6个月，可逐渐减量停药。

【临床查房】

通过本例患者的病史资料可以看出，这是一位中青年男性，合并T2DM、高血脂和NAFLD。因此在制订治疗方案时，应该同时满足以下几项特质：有效控糖，改善代谢指标和肝功能指标。首先是给予患者相关知识的健康教育和生活方式干预（饮食、运动、减重等）。NAFLD和T2DM具有共同的发病"土壤"——胰岛素抵抗，因此改善胰岛素抵抗对该患者而言"迫在眉睫"。传统改善胰岛素抵抗的药物有二甲双胍、噻唑烷二酮类药物等，其中吡格列酮被推荐作为此类患者的首选降糖药物。但由于该患者ALT水平超过正常值上限2.5倍，不宜立即起始吡格列酮治疗。因此，对这类超重或肥胖的T2DM合并NAFLD患者的降糖治疗，考虑二甲双胍联合具有NAFLD疗效证据的GLP-1RA利拉鲁肽，起始剂量为0.6mg，每日1次，皮下注射，继续给予双环醇护肝治疗。患者用药后无恶心、呕吐、腹泻等胃肠道反应，食欲轻度抑制，4周后逐渐加量至1.8mg每日1次，皮下注射至今，自测血糖较前下降，体重共下降约2kg。1个月前我院复查HbA1c 6.0%。患者NAFLD随访情况如下，使用利拉鲁肽4个月后复查肝功能降至正常，ALT 33U/L，AST 36U/L。患者停用保肝药后1个月复查肝功能仍维持正常。同时复查腹部超声，结果示轻至中度脂肪肝，提示患者肝脏增大较前好转，脂肪肝程度较前减轻。瞬时弹性成像和脂肪肝受控衰减参数检查示肝脏硬度值恢复正常，CAP从初始284db/m降低至214db/m。

在临床中，应重视T2DM合并NAFLD患者的肝病变，以及其他代谢风险和心血管风险的评估。T2DM合并NAFLD的治疗需要综合管理，包括生活方式干预、药物治疗、手术治疗、心血管风险因素的监测和防治等。

【互动小问题】

1. 吡格列酮用于T2DM合并NAFLD患者时的禁忌证有哪些？

答案：伴有心功能不全、水肿、骨折风险者等慎用吡格列酮。有心力衰竭〔纽约心脏协会（NYHA）心功能分级Ⅱ级以上〕、活动性肝病或转氨酶升高超过正常值上限2.5倍、严重骨质疏松和有骨折病史者禁用TZD。

2. T2DM合并NAFLD的降压治疗首选的药物是（   ）

A. ARB　　B. CCB　　C. ACEI　　D. β受体阻滞剂

答案：A。

参考文献

[1] 中华医学会肝病学分会和酒精性肝病学组，中国医生协会脂肪性肝病专家委员会. 非酒精性脂肪性肝病防治指南（2018更新版）[J]. 现代医药卫生，2018，34（5）：641.

[2] 中华医学会内分泌分会，中华医学会糖尿病学分会. 中国成人2型糖尿病合并非酒精性脂肪性肝病管理专家共识 [J]. 中华内分泌代谢杂志，2021，37（7）：589-596.

[3] 中国老年医学学会老年内分泌代谢分会，国家老年疾病临床研究中心（解放军总医院），中国老年糖尿病诊疗措施专家共识编写组. 中国老年2型糖尿病诊疗措施专家共识（2018年版）[J]. 中华内科杂志，2018，57（9）：626-634.

[4] 中华医学会糖尿病分会. 中国2型糖尿病防治指南（2020年版）[J]. 中华糖尿病杂志，2021，13（4）：315-383.

[5] 国家老年医学中心，中华医学会老年医学分会，中国老年保健协会糖尿病专业委员会. 中国老年糖尿病诊疗指南（2021年版）[J]. 中华糖尿病杂志，2021，13（1）：14-36.

[6] 二甲双胍临床应用专家共识（2018年版）[J]. 中国糖尿病杂志，2019，27（3）：161-168.

[7] VK Prospective Piabetes Study（VKPDS）Group. Effect of intensive blood-glucose control with metfomiin on complications in overweight patients with type 2 diabetes（UKPDS 34）[J]. Lancet, 1998, 352（9131）：854-865.

[8] 中华医学会肝病学分会脂肪肝和酒精性肝病学组. 非酒精性脂肪性肝病诊疗指南（2010年修订版）[J]. 中华肝脏病杂志，2010，18（3）：167-170.

[9] 中华医学会内分泌学分会，中华医学会糖尿病学分会. 胰高糖素样肽-1（GLP-1）

受体激动剂用于治疗2型糖尿病的临床专家共识［J］. 中华内科杂志, 2020, 59（11）: 836-843.

［10］中华医学会糖尿病学分会. 中国2型糖尿病防治指南（2017年版）［J］. 中华糖尿病杂志, 2018, 10（1）: 4-50.

［11］中国医生协会检验医生分会, 慢病管理检验医学专家委员会. 糖尿病的实验室诊断管理专家共识［J］. 临床检验杂志, 2020, 38（7）: 481-486.

［12］Management and Special Groups. The Asia-Pacific Working Party on non-alcoholic fatty liver disease guidelines 2017-Part 2［J］. J Gastroenterol Hepatol, 2018, 33（1）: 86-98.

（沈云峰　张　勤）

跟着病例学 |
老年糖尿病肾病多学科诊疗经验分享

阅读要点提示

- 糖尿病慢性并发症的发病机制。
- 老年糖尿病的病情特点及治疗原则。
- 糖尿病肾病的治疗原则。
- 多学科诊疗（MDT）治疗的优势。

病例资料

患者，男性，78岁。因"发现血糖升高16年，食欲缺乏、双下肢水肿5个月，加重1周"入院。

现病史：患者16年前在当地医院体检时发现血糖高，诊断为"2型糖尿病"，给予口服降糖药物治疗。16年来未进行生活方式干预，未规律用药，未监测血糖。5个月前自觉食欲缺乏、进食量减少，乏力伴双下肢水肿，未就诊。1周前双下肢水肿加重，自测空腹血糖14mmol/L，今日就诊。

既往史：高血压病病史10年，血压最高170/100mmHg，现服用"苯磺酸氨氯地平片5mg，每日1次"；冠心病病史6年，现服用"阿司匹林肠溶片0.1g，每晚1次"。无手术、外伤史，无药物、食物过敏史。

个人史：吸烟50年，每日20支，无饮酒史，已接种新冠疫苗两针。

家族史：父亲于65岁死于脑血管意外，母亲于78岁死于冠心病，一姐于77岁死于糖尿病肾病。

查体

体温36.9℃，脉搏74次/分，呼吸19次/分，血压148/90mmHg，身高172cm，体重78kg，BMI 26.44kg/m²。神志清，精神欠佳，口唇稍苍白，伸舌居中。心率74次/分，心律不齐，可闻及期前收缩3次/分，各瓣膜听诊区未闻及病理性杂音。双肺呼吸音粗，未闻及干湿啰音。肝脾于肋下未触及肿大，双肾区无叩击痛，肠鸣音正常。双下肢膝关节以下轻度可凹性水肿。双足第一足趾痛觉、温度觉减退。

实验室检查

（1）血常规：白细胞10.0×10^9/L，红细胞3.88×10^{12}/L，血红蛋白101g/L，中性粒细胞百分比77.0%，淋巴细胞百分比18.2%。

（2）尿常规：尿糖（++）；尿微量白蛋白217mg/L，尿β_2微球蛋白41.29mg/L，24小时尿蛋白1.08g（尿量1.8L）。

（3）肝功能：总蛋白59.2g/L，白蛋白30.6g/L。

（4）肾功能：尿素8.58mmol/L，肌酐148.6μmol/L，尿酸390.7μmol/L。

（5）凝血功能：纤维蛋白原4.626g/L，其余正常。

（6）血脂：总胆固醇6.12mmol/L，甘油三脂1.13mmol/L，高密度脂蛋白0.84mmol/L，低密度脂蛋白3.66mmol/L。

（7）HbA1c：12.5%。

辅助检查

（1）心电图：窦性心律，房性期前收缩，胸前导联R波递增不良。

（2）颈部血管彩超：双侧颈总动脉内中膜不均匀性增厚，双侧颈动脉粥样斑块形成。

（3）超声心动图：左心房增大、主动脉瓣退行性变、三尖瓣少量反流。

（4）泌尿系超声：前列腺体积增大。

（5）双下肢动脉彩超：双下肢动脉粥样斑块形成，双侧胫前动脉至足背闭塞可能，右侧股浅动脉闭塞可能。

（6）头颅CT：双侧基底节区、双侧脑室体部旁腔隙性脑梗死，脑白质脱髓鞘，脑萎缩。

（7）胸部CT：慢性支气管炎、两肺下叶间质性改变、左肺下叶纤维灶，冠状动脉钙化。

（8）四肢肌电图：四肢周围神经未见明显异常。

病例特点

（1）老年男性，有糖尿病史多年，有糖尿病家族史。

（2）双膝关节以下轻度可凹性水肿。

（3）尿糖（＋＋），尿微量白蛋白217mg/L，尿β_2微球蛋白41.29mg/L，24小时尿蛋白1.08g（尿量1.8L），HbAlc 12.5%。

（4）双下肢动脉彩超：双下肢动脉粥样斑块形成、双侧胫前动脉至足背闭塞可能。

初步诊断

（1）2型糖尿病并多种并发症：①糖尿病肾病Ⅴ期。②糖尿病足。③糖尿病周围血管病变。

（2）高血压病3级：很高危。

（3）冠状动脉粥样硬化性心脏病：心律失常，房性期前收缩；心功能Ⅱ级（NYHA分级）。

（4）高脂血症。

（5）下肢动脉硬化闭塞症。

（6）脑梗死后遗症。

（7）蛋白质－能量营养不良。

【临床查房】

1. 入院第一天 由内分泌代谢科住院病区医护接诊，进行必要的辅助检查，给予糖尿病常规护理和健康宣教，监测生命体征。

2. 入院第二天 胰岛素泵强化降糖治疗联合动态葡萄糖监测，患者血糖平稳下降。

3. 入院第三天 在内分泌代谢科科主任主持下，院内会诊并MDT团队协作诊治。

（1）肾内科会诊意见：随着年龄的增长，老年人的肾脏存在生理性退行性变，其形态学、组织学、功能均发生改变，该患者eGFR为39.78ml/（min·1.73m^2），考虑为糖尿病肾病Ⅴ期。在严格管理血压、血糖的基础上，应注重肾功能保护，应用改善肾血流的药物（肾康注射液），尽量减少影响肾代谢的药物，建议尽早肾脏替代治疗。

（2）心内科会诊意见：按照指南建议，调整降压药物为ARB联合CCB类，必要时联合α受体阻滞药，控制血压水平在120/75mmHg。

（3）介入科会诊意见：下肢动脉闭塞可能，目前以药物保守治疗为主，建议肾功能好转、病情稳定后行双下肢血管造影，必要时介入治疗。

（4）呼吸科会诊意见：目前肺部情况尚稳定，暂不予以抗生素治疗，戒烟。

（5）药学部会诊意见：按照肾小球滤过率严格选择药物，使用改善肾血流的药物（胰激肽原酶注射液），补充营养素（复方α-酮酸片）。

（6）营养科会诊意见：建议每日优质蛋白质摄入量为0.6g/kg，控制植物蛋白质摄入量。

（7）中医科会诊意见：健脾益肾、利水化湿、通腑降浊（尿毒清颗粒）。

4. 病情告知，调整方案，10天复查 入院第14天：精神好转，食欲减退、乏力、水肿减轻，血糖、血压达标，尿微量白蛋白117mg/L，尿β$_2$微球蛋白31.29mg/L，24小时尿蛋白0.96g（尿量2.0L），尿素6.12mmol/L，肌酐

113.2μmol/L，尿酸345.3μmol/L。

5. 出院方案　门冬胰岛素30针早16U晚14U餐前皮下注射；达格列净片10mg，每日1次；沙库巴曲缬沙坦钠片50mg联合硝苯地平控释片30mg，每日1次；阿司匹林肠溶片100mg，每晚1次；阿托伐他汀钙片20mg，每晚1次；胰激肽原酶肠溶片240U，每日3次；尿毒清颗粒5g，每日4次；复方α-酮酸片2.52g，每日3次。

6. 1个月后回访　患者病情稳定。

【经验总结】

糖尿病的慢性并发症可遍及全身多个器官，发病机制复杂，与遗传易感性、胰岛素抵抗、高血糖、高脂毒性及氧化应激等多方面有关。大多数糖尿病患者死于心、脑血管动脉粥样硬化或糖尿病肾病。与非糖尿病人群相比，糖尿病人群全因死亡风险增加1.5～2.7倍，心血管死亡风险增加1.5～4.5倍，失明高10倍，下肢坏疽及截肢高20倍，糖尿病肾病是致死性肾病的第一位或第二位原因。

该老年患者有家族史，本人病程长、依从性差、治疗欠规范，因各种原因未能及时就诊，现出现糖尿病肾、足、脑、心脏、周围血管等靶器官功能损害。老年糖尿病患者各器官功能因年龄因素会出现功能减退，多同时伴有其他疾病，其学习能力及执行能力会受限，照护者的不固定也会带来治疗不稳定性，故制订治疗方案必须与患者实际情况相结合，制订个体化治疗方案。

糖尿病肾病的治疗是一个综合性治疗，包括积极地控制血糖、血压，降尿酸和降脂等治疗。对于降糖方案的选择，在糖尿病肾病早期，降糖方案和无糖尿病肾病时是一致的。若患者出现肾功能异常，需要对降糖、降压药物进行剂量调整，甚至停用。若口服降糖药物无效，建议尽早应用胰岛素。对于控制血压，目前指南和国内共识主要推荐ACEI和ARB类药物。

本次MDT团队协作，充分发挥各专业优势，从肾、足、脑、心脏、周围血管等多方面治疗已出现的并发症，选用最适合的方案。专业间互补，根据病情制订合理的救治顺序，多角度、全面调整用药顺序及用药时机，减少重复用药，避免不合理用药，以达到全面治疗糖尿病的多种并发症或延缓糖尿病各个并发症进展的目的。MDT团队的多专业查房，引起患者及其家属的重视，充分病情告知及健康宣教，提高患者依从性。另外，对治疗的配合和坚持也是非常重要的，长期坚持并有效地监测病情及健康管理方能看到治疗效果。

总结：①老年糖尿病患者要定期检查，管理好血糖、血压等指标，及时发现病情变化，延缓糖尿病并发症的出现或进展。②糖尿病肾病患者要管理好血糖、血压水平，应用改善肾血流、有肾脏获益的药物，避免肾损害药物，包括不确切的中药制剂。③MDT团队协作，充分发挥各专业优势，制订个体化方案，对治疗效果更有保证。

【互动小问题】

1. 糖尿病肾病可分为5期，以下属于糖尿病肾病Ⅳ期的是（　　）

A. 尿毒症，UAER降低，血肌酐升高

B. 尿蛋白量增多，尿白蛋白量＞0.5g/24h

C. 肾小球内压增加，肾小球滤过率明显升高

D. 尿白蛋白多数正常，间歇性升高，eGFR轻度升高

2. 2型糖尿病合并心肾疾病的患者，在降糖的同时，还应采取的措施有（　　）

A. 生活方式干预 　　　　　B. 降压治疗

C. 调脂治疗 　　　　　D. 抗血小板治疗

答案：1. B；2. ABCD。

（田　琳　贾　琳）

跟着病例学 | 糖尿病酮症酸中毒的诊治

阅读要点提示

　　糖尿病酮症酸中毒（DKA）是最常见的糖尿病急性并发症，以高血糖、血酮/尿酮增高和酸中毒为主要表现，治疗主要是静脉补液、小剂量胰岛素治疗、纠正电解质紊乱和酸碱平衡失调等。以下通过对一个病例的学习了解DKA的诊治流程。

病例资料

　　患者，男性，32岁。因"多饮、多尿伴消瘦7天"入院。

　　患者每日饮水量多达3500ml以上，且喜喝凉饮料（含糖），尿量也相应增加，体重下降3kg，为进一步诊治来院。既往体健，家族中父亲患糖尿病，50岁发病。

查体

　　体温36.2℃，脉搏88次/分，呼吸20次/分，血压106/72mmHg，身高169cm，体重80kg，BMI 28kg/m²，轻度脱水貌。呼气无明显烂苹果味，精神欠佳。双肺呼吸音清，未闻及干湿啰音。心率88次/分，律齐，各瓣膜听诊区未闻及病理性杂音，剑突下轻压痛，无反跳痛及肌紧张，双下肢无水肿。

辅助检查

空腹血糖18.26mmol/L，餐后2小时血糖26.82mmol/L；C肽空腹1.13ng/ml，餐后2小时2.18ng/ml；HbA1c 12.7%；尿常规：尿糖（＋＋＋＋），尿酮体（＋＋＋）；血酮4.2mmol/L（正常值＜0.6mmol/L）；血气分析：pH 7.179，$PaCO_2$ 31.4mmHg，PaO_2 96.8mmHg，细胞外超碱-16.9mmol/L；电解质：钾3.16mmol/L，钠136mmol/L，氯103mmol/L，钙2.28mmol/L，磷0.84mmol/L；血常规：WBC $12.4×10^9$/L，NEUT $9.21×10^9$/L，RBC $4.87×10^{12}$/L，HGB 151g/L，PLT $161×10^9$/L；肝功能：ALT 62U/L，AST 58U/L，GGT 84U/L；肾功能：BUN 5.32mmol/L，Cr 53.2μmol/L；ICA、IAA、GAD抗体均阴性；心电图：正常；腹部超声：肝、胆、脾、胰未见异常。

【临床查房】

一、诊断依据

患者有典型多饮、多尿伴消瘦症状，空腹血糖18.26mmol/L，餐后2小时血糖26.82mmol/L，HbA1c 12.7%，尿酮体（＋＋＋），血酮4.2mmol/L，血气分析示pH 7.179，$PaCO_2$ 31.4mmHg，PaO_2 96.8mmHg，细胞外超碱-16.9mmol/L，符合糖尿病酮症酸中毒的诊断。

二、治疗

（一）第一天医嘱

1. 生理盐水1000ml＋胰岛素16U＋10%氯化钾20ml，2小时静脉滴注完毕后复查血糖16mmol/L。

2. 生理盐水1000ml＋胰岛素12U＋10%氯化钾20ml，4小时静脉滴注完毕后复查血糖12.4mmol/L。

3. 5%葡萄糖盐水500ml＋胰岛素8U＋10%氯化钾10ml，2小时静脉滴注完毕后复查血糖11.2mmol/L。

4. 5%葡萄糖1000ml＋胰岛素16U＋10%氯化钾20ml，4小时静脉滴注完毕后复查血糖11.8mmol/L，血酮1.4mmol/L。

5. 停止静脉补液，患者无恶心、呕吐，嘱饮水3000ml，安装胰岛素泵控制血糖，记录出入量。

（二）第二天医嘱

1. 患者无脱水貌，精神好转，剑突下无压痛，复查血酮0.8mmol/L，尿酮体（＋），早空腹血糖9.8mmol/L。复查离子：血钾3.72mmol/L，钠139mmol/L，氯104mmol/L。复查血气分析：pH 7.354，$PaCO_2$ 35mmHg，PaO_2 97mmHg，细胞外超碱−3.9mmol/L。

2. 5%葡萄糖盐水1000ml＋胰岛素16U＋20%氯化钾10ml，4小时静脉滴注完毕后复查血糖10.4mmol/L。

3. 5%葡萄糖1000ml＋胰岛素16U＋10%氯化钾20ml，4小时静脉滴注完毕后复查血糖12.1mmol/L，血酮0.2mmol/L。

4. 嘱患者饮水3000ml，调整胰岛素泵剂量控制血糖。

（三）第三天医嘱

1. 复查血酮0.1mmol/L，尿酮体阴性，早空腹血糖7.2mmol/L，复查离子：血钾4.06mmol/L，钠140mmol/L，氯102mmol/L。

2. 停止静脉补液，继续调整胰岛素泵剂量，使血糖控制达标，进行糖尿病慢性并发症筛查。

三、分析与总结

DKA的救治主要是尽快补液以恢复血容量，纠正失水状态，静脉用小剂量胰岛素降低血糖，抑制脂肪和蛋白质分解，纠正电解质紊乱及酸中毒，同时积极寻找和消除诱因，防治并发症。

1. 补液　是治疗的关键，DKA失水量可达体重10%以上，遵循"先快后慢、先盐后糖"原则，第1～2小时输入生理盐水1000～2000ml，前4小时输入计算失水量1/3的液体，当血糖下降至13.9mmol/L时，根据血钠情况改为5%葡萄糖盐水或葡萄糖，并按2～4g葡萄糖加入1U短效胰岛素，对无明显恶心、呕吐的患者鼓励患者饮水，对于心、肾功能不全的患者，应避免补液过度。

2. 补充胰岛素　采用小剂量短效胰岛素治疗方案，每小时0.1U/kg胰岛素，使血糖下降速度一般以每小时3.9～6.1mmol/L为宜，每1～2小时复查血糖。在补足液量的情况下，如果血糖下降不理想或反而升高，胰岛素剂量应加倍。

3. 纠正电解质紊乱　DKA患者有不同程度的失钾，由于酸中毒可使细胞内钾外流，治疗前血钾水平不能真实反映体内缺钾程度，补钾应根据血钾和尿量；治疗前血钾低于正常，在开始补液及胰岛素治疗同时立即开始补钾；血钾正常、尿量＞40ml/h，也立即补钾；血钾正常、尿量＜30ml/h，暂缓补钾，待尿量增加后再补钾；血钾高于正常，暂缓补钾。

4. 纠正酸碱平衡失调　经补液及胰岛素治疗后，酮体水平下降，酸中毒可自行纠正，一般不必补碱，推荐仅在pH≤6.9的患者考虑适当补碱；应采用等渗碳酸氢钠溶液（1.25%～1.4%），补碱过多、过快均可产生不利影响。

5. 去除诱因和并发症　常见诱因有感染、胰岛素治疗中断或不适当减量、各种应激等，并发症包括休克、心力衰竭、肾衰竭、脑水肿等，应注意预防。

【互动小问题】

1. DKA的补液原则（　　）

A. 先快后慢　　　　　　　　B. 先盐后糖

C. 先晶体液后胶体液　　　　D. 先胶体液后晶体液

2. DKA推荐仅在pH≤（　　）的患者考虑适当补碱

A. 7.2　　B. 7.1　　C. 7.0　　D. 6.9

答案：1. ABC；2. D。

参考文献

[1] 陈灏珠，钟南山，陆再英，等. 内科学第9版［M］. 北京：人民卫生出版社，2018：745-747.

[2] 中华医学会糖尿病学分会. 中国2型糖尿病防治指南（2020年版）［J］. 中华糖尿病杂志，2021，13（4）：315-409.

（房　辉　田金莉）

跟着病例学 | 糖尿病酮症酸中毒

阅读要点提示

- 糖尿病酮症酸中毒的诊断标准。
- 糖尿病酮症酸中毒的发病机制。
- 糖尿病酮症酸中毒的治疗原则。

病例资料

　　患者，男性，56岁。因"间断口干、多饮、多尿2年余，恶心、呕吐4天，昏迷1天"入院。

　　患者2年前无明显诱因出现口干、多饮、多尿，每天饮水量约2L，尿量与饮水量相当。于当地医院诊断为"糖尿病"，目前皮下注射胰岛素治疗（具体不详）。5天前停药，4天前出现恶心、呕吐，呕吐物为胃内容物，不伴有腹痛、腹泻，未行特殊处理，1天前患者出现呼之不应，无抽搐，无尿便失禁，由家人送至当地医院就诊，完善相关检查后考虑诊断为"糖尿病酮症酸中毒合并高血糖高渗昏迷"，予以补液、降糖等对症处理后患者血糖及意识很快恢复正常，2小时内又出现昏迷，现为求进一步诊治，转至我院，以"糖尿病酮症酸中毒合并高血糖高渗昏迷"收入我科。患者既往体健，其父患有糖尿病。

查体

体温36.5 ℃，脉搏58次/分，呼吸20次/分，血压158/108mmHg，SPO_2 90%。由平车入病房，患者呈昏睡状态，一般情况差，未触及浅表淋巴结肿大。双侧瞳孔等大等圆，约3mm，对光反射欠灵敏。颈软，可闻及烂苹果味。双肺呼吸音清，无明显干湿啰音。心率58次/分，律齐。腹软，无压痛，肝、脾肋下未及。双肾区无叩痛，双下肢无水肿。外院辅助检查：HbA1c 7.4%；生化：GLU 53.13mmol/L，K^+ 3.82mmol/L，Na^+ 146.6mmo/L，Cl^- 100.7mmo/L；血酮体：3.6mmol/L；尿常规：尿糖（＋＋＋＋）、尿酮体（＋＋）；血气分析：pH 7.28，PaO_2 105mmHg，$PaCO_2$ 28mmHg，HCO_3^- 15.8mmol/L、BE－8.6mmol/L。

辅助检查

（1）感觉阈值测量：存在糖尿病周围神经病变。

（2）颈动脉超声：双侧颈动脉粥样硬化斑块形成（混合斑）。

（3）眼底检查：未见明显异常。

（4）胸部正位X线片：未见明显异常。

（5）心电图：窦性心动过缓。

病例特点

（1）男性56岁，有糖尿病病史，发病前停用降糖药物。

（2）发病时血糖显著升高（53.13mmol/L），渗透压显著升高（353.97mOsm/L），血酮体增高，尿酮体（＋＋）。

（3）予补液、降糖等对症处理后血糖及意识很快恢复正常，继续降糖2小时后又渐昏迷，血压升高，心率减慢。

（4）患者有糖尿病家族史，糖尿病自身抗体阴性，胰岛功能示胰岛素分泌相对不足。

诊断

2型糖尿病酮症酸中毒合并高血糖高渗昏迷、脑水肿，糖尿病周围神经病变、糖尿病周围血管病变。

治疗

患者入院予以心电监护、持续吸氧，生理盐水加普通胰岛素4～10U静脉滴注。血糖降至13.9mmol/L时给予5%葡萄糖氯化钠溶液加10%氯化钾10ml加胰岛素4～6U静脉滴注，患者意识逐渐恢复，待酮体阴性，行持续皮下胰岛素输注（CSII）降糖等对症支持治疗。1周后患者病情稳定，神志清楚，空腹血糖6～7mmol/L，餐后2小时血糖8～10mmol/L。患者一般情况好，带药出院。

【经验总结】

糖尿病酮症酸中毒（DKA）和高血糖高渗状态（HHS）都是糖尿病严重的急性并发症。DKA发病诱因包括急性感染、胰岛素不适当减量或突然中断治疗、饮食过量或不足、酗酒、呕吐、腹泻、严重外伤、手术、分娩、脑卒中、心肌梗死、精神刺激等各种应激因素。DKA主要表现为血糖增高，血酮体升高，尿酮体阳性；HHS表现为血糖显著升高，血浆渗透压显著升高，两者治疗原则均以补液、降糖、防治并发症为主。脑水肿是DKA最严重的并发症，病死率极高，其发生可能与脑缺氧、补碱不当、血糖下降过快等因素有关。如DKA经治疗后，血糖有所下降，酸中毒改善，但昏迷反而加重，或虽然一度清醒，但出现血压升高、心率下降、血氧饱和度下降、再次昏迷，应警惕脑水肿的可能。适当给予脑细胞保护剂，慎用甘露醇等脱水利尿药。

本例患者既往糖尿病诊断明确，发病前曾中断胰岛素治疗，外院查血糖显著升高（53.13mmol/L），渗透压显著升高（353.97mOsm/L），血酮体增高，尿酮体（＋＋），pH 7.28，考虑诊断为"糖尿病酮症酸中毒合并高血糖高渗昏迷"，予以补液降糖等治疗后，酮症酸中毒纠正，患者很快恢复意识，但由于血糖及血浆渗透压下降过快，患者再次出现昏迷。结合患者病史、临床特点、辅助检查结果及治疗效果最终诊断为"2型糖尿病酮症酸中毒昏迷，高血糖高渗昏迷，糖尿病周围神经病变，糖尿病周围血管病变，脑水肿"。DKA和HHS治疗原则均包括积极补液、纠正脱水；小剂量胰岛素静脉滴注控制血糖；纠正水电解质紊乱和酸碱平衡失调及去除诱因和治疗并发症，对于易发脑水肿的高渗患者要逐渐补充所丢失的钠及水分（渗透压每小时的下降速度不得超过3mmol/L），当DKA患者血糖下降至13.9mmol/L及HHS患者血糖达16.7mmol/L时，要增加葡萄糖输注。在HHS患者，血糖应保持在13.9～16.7mmol/L水平，直至高渗状态、神经症状得到改善，患者临床状态稳定为止。

【互动小问题】

1. DKA的诱因包括（　　）

A. 急性感染　　　　　B. 治疗不当　　　　　C. 饮食失控

D. 胃肠道疾病　　　　E. 应激

2. 当DKA患者血糖降至（　　）mmol/L时，开始给予5%葡萄糖溶液

A. 9.9　　　　　　　B. 10.1　　　　　　　C. 11.1

D. 12.9　　　　　　　E. 13.9

答案：1. ABCDE；2. C。

参考文献

[1] 中华医学会糖尿病学分会. 中国高血糖危象诊断与治疗指南 [J]. 中华糖尿病杂志, 2013, 5（8）：449-461.

[2] 中华医学会内分泌学分会. 中国糖尿病血酮监测专家共识 [J]. 中华内分泌代谢杂志, 2014, 30（3）：177-183.

［3］PETERS A L, BUSCHUR E O, BUSE J B, et al. Euglycemic Diabetic Ketoacidosis: A Potential Complication of Treatment With Sodium-Glucose Cotransporter 2 Inhibition ［J］. Diabetes Care, 2015, 38 (9): 1687-1693.

［4］DHATARIYA K K, JOINT BRITISH DIABETES SOCIETIES FOR INPATIENT C. The management of diabetic ketoacidosis in adults-An updated guideline from the Joint British Diabetes Society for Inpatient Care ［J］. Diabet Med, 2022, 39 (6): e14788.

［5］KITABCHI A E, UMPIERREZ G E, MILES J M, et al. Hyperglycemic crises in adult patients with diabetes ［J］. Diabetes Care, 2009, 32 (7): 1335-1343.

（黄　丽　代　喆　徐焱成）

跟着病例学 |
千变万化、深藏不露——不可小觑的低血糖

阅读要点提示

- 低血糖的常见诱因及鉴别要点。
- 低血糖的临床表现及分级。
- 低血糖的治疗原则。

病例资料

患者，女性，65岁。因"反复意识丧失伴抽搐1年，加重1个月"入院。

患者近1年无明显诱因反复出现神志不清、胡言乱语，伴有周身软瘫或四肢强直，浑身冷汗，急送诊所治疗。予以输注"能量"后改善，曾就诊于当地医院神经内科，考虑为"癫痫发作"，抗癫痫治疗后仍有间断发作。近1个月上述症状频发，多出现在凌晨及晨起，1天前再次出现意识丧失，急送急诊科。化验随机血糖1.8mmol/L，予以静脉推注50%葡萄糖60ml后意识清醒，复查血糖10.2mmol/L，2小时后再次出现低血糖，为2.8mmol/L，予以高糖静脉推注后复查血糖7.8mmol/L，为进一步诊治收入内分泌科。患者既往有高血压病史，口服降压0号，自诉血压控制良好；其余无特殊病史；无饮酒嗜好。

查体 ————

体温36.0℃，脉搏90次/分，呼吸18次/分，血压150/72mmHg，身高155cm，体重61.5kg，BMI 20.1kg/m²，腰围102cm，臀围110cm。神志清，心、肺查体无特殊。腹部查体无明显阳性体征，神经系统查体均阴性。

辅助检查 ————

血常规、肝肾功能、电解质、甲状腺功能、尿常规均未见异常，心电图、头颅CT、腹部及肾上腺CT未见异常。

【临床查房】

一、诊疗思维

血糖水平取决于葡萄糖供给及利用两个环节——"来龙去脉"，血糖平衡依赖于激素、神经、肝脏对于上述环节的调节。"来龙"主要是食物摄入、肝糖原分解；"去脉"主要是葡萄糖氧化分解、肌糖原和肝糖原合成、转化为脂肪等。血糖调节激素主要是降糖激素（胰岛素）和"升糖激素"（胰高血糖素、糖皮质激素、生长激素、肾上腺素）。"来龙去脉"或"调节系统"任何一个环节都可能导致低血糖发生。

二、低血糖的"三步走"

（一）第一步明确低血糖的症状

该患者有典型的Whipple三联征，有明确低血糖的症状。

（二）第二步明确低血糖的类型

详见表2-8，该患者表现为空腹和凌晨低血糖。

（三）第三步查找低血糖的病因

1. "来龙"　询问患者有无摄入不足、胃肠道疾病、肝病、有无饮酒诱因等；该患者均无上述疾病及相关检验、检查异常，故排除此因素。

2. "去脉"　有无运动过量、消耗过多、重症、感染等因素存在。

3. "调节因素"　包括以下情况。

（1）升糖激素缺乏：包括生长激素、糖皮质激素、儿茶酚胺等缺乏。该患者为老年人，无腺垂体功能减退、肾上腺皮质功能减退、内分泌腺体手术史等疾病史、无皮肤黏膜苍白或色素沉着等临床表现及特征；可完善甲状腺功能、皮质醇、生长激素及胰岛素样生长因子-1（IGF-1）等检查排除诊断。该患者排除了上述因素导致的低血糖。

（2）降糖激素过多：胰岛素是机体唯一的降糖激素，内源性胰岛素增加、外源性胰岛素使用、胰岛素免疫综合征或刺激胰岛素分泌的药物的使用均可能导致低血糖的发生。可通过完善血浆胰岛素和血糖测定计算胰岛素释放指数（I/G＞0.4时，考虑胰岛素瘤），胰岛素修正指数［（血浆胰岛素×100）/（血浆葡萄糖-30）＞85时，提示胰岛素瘤］、OGTT＋胰岛素释放试验，饥饿试验，胰岛素相关抗体测定，胰腺CT/MRI等评估。该患者否认糖尿病病史，低血糖发作时计算胰岛素释放指数为0.3，胰腺CT未见异常，建议患者提供近2年所有检验、检查单及用药史，发现患者近1年体检报告提示空腹血糖7.2mmol/L，诊所推荐使用"苦瓜胶囊"修复胰腺功能，后复查1～2次血糖均正常，故认为自己未患糖尿病，并间断服用该药物。故诊断该患者为"2型糖尿病，药物性低血糖"，考虑"中成药"往往含半衰期较长的磺脲类药物，故予以10%葡萄糖注射液维持24小时，期间未再发生低血糖。

三、鉴别诊断

见表2-8。

表2-8   空腹低血糖与餐后低血糖的鉴别诊断

空腹低血糖	餐后低血糖
药物：胰岛素、磺脲类、水杨酸、饮酒等原因 重症疾病：肝衰竭、肾衰竭、休克、营养不良等 升糖激素缺乏：皮质醇缺乏、生长激素缺乏、垂体功能减退等 高胰岛素血症：糖尿病前期、多囊卵巢综合征等 胰岛β细胞瘤 其他：自身免疫性低血糖症、胰岛素抗体阳性等疾病	功能性低血糖 胃肠道疾病：胃肠道术后倾倒综合征等 肠外营养治疗 碳水化合物代谢酶的先天性缺乏：果糖不耐受等

四、低血糖临床表现

低血糖的临床表现与血糖水平及血糖的下降速度有关，表现为交感神经兴奋（如心悸、焦虑、出汗、头晕、手抖、饥饿感等）和中枢神经症状（如神志改变、认知障碍、抽搐和昏迷），临床症状千变万化，故需要临床医生详细问诊查体、"抽丝剥茧"地寻找证据。

老年患者发生低血糖时常可表现为行为异常或其他非典型症状，临床表现与急性脑血管意外相似，所以在临床救治中极易被误诊和漏诊。有些患者发生低血糖时可无明显的临床症状。

五、低血糖常见诱因

1. 未进食   按时进食，或进食过少。

2. 呕吐、腹泻   呕吐、腹泻可使机体能量（尤其是碳水化合物）摄入减少，从而诱发低血糖。

3. 饮酒   酒精摄入，尤其是空腹饮酒。

4. 运动   运动增加或剧烈运动。

5. 自主神经功能障碍   糖尿病患者常伴有自主神经功能障碍，后者影响机体对低血糖的调节能力，增加发生严重低血糖的风险。同时，低血糖也可能诱发或加重患者自主神经功能障碍，形成恶性循环。

6. 肝肾功能不全　合并肝肾功能不全的糖尿病患者易于发生低血糖，与肝肾功能不全引起食欲缺乏及糖异生能力降低等因素有关。

7. 胰岛素及胰岛素促泌剂的应用　尤其是老年患者盲目相信广告或江湖游医推荐的所谓的"中药"，里面可能含有"格列苯脲"等半衰期长的药物，或者使用较大剂量的低预混胰岛素。

8. 其他　注意垂体前叶功能减退、肾上腺皮质功能减退等疾病可常表现为低血糖。

六、低血糖分级

1. 1级低血糖　血糖＜3.9mmol/L，且≥3.0mmol/L。

2. 2级低血糖　血糖＜3.0mmol/L。

3. 3级低血糖　需要他人帮助治疗的严重事件，伴有意识和/或躯体改变，但无特定血糖界限。

七、低血糖处理流程

与高血糖相比，低血糖的危害毫不逊色，且来得更迅猛，一旦延误诊治，可能导致心脑血管意外、对大脑造成永久性损伤，甚至会让患者付出生命的代价。因此，抢救低血糖必须"争分夺秒"，对于糖尿病患者在选择降糖方案时应考虑患者年龄、降糖药物本身的特点、低血糖风险、有无心脑血管高风险、血糖控制目标值等因素，并加强低血糖相关宣教（图2-9）。

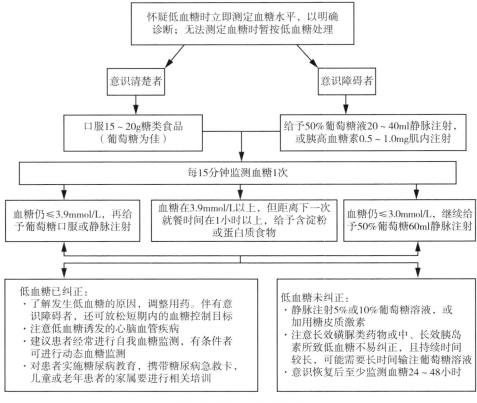

图2-9　低血糖处理流程

【互动小问题】

1. 65岁老年糖尿病患者，病程1年，平素未进行药物干预，现化验空腹血糖10mmol/L，餐后2小时血糖14～16mmol/L，糖化血红蛋白8.0%。下述药物更合适的是（　　）

A. 格列美脲　　　　　　　　B. 门冬胰岛素30注射液

C. 格列齐特缓释片　　　　　D. 二甲双胍

2. 36岁男性，自发运动后或空腹出现心悸、出汗、强烈饥饿感，进食可缓解，发作时化验血糖1.2～2.6mmol/L，其身高175cm，体重98kg。发生该情况最有可能的原因是（　　）

A. 自主神经功能紊乱　　　　B. 2型糖尿病

C. 胰岛素瘤

D. 反应性低血糖

3. 确诊最有价值的诊断（　）

A. OGTT＋胰岛素释放试验

B. 肝功能

C. 胰岛素抗体

D. 血尿皮质醇＋生长激素

答案：1．D；2．C；3．A。

参考文献

［1］中华医学会糖尿病学分会. 中国2型糖尿病防治指南（2020年版）［J］. 中华糖尿病杂志，2021，13（4）：315-409.

［2］黄丽珊，周宇，刘礼斌. 低血糖与糖尿病心血管并发症［J］. 国际内分泌代谢杂志，2019，39（2）：116-119.

［3］LEE A K, WARREN B, LEE C J, et al. The association of severe hypoglycemia with incident cardiovascular events and mortality in adults with type 2 diabetes［J］. Diabetes Care, 2018, 41（1）：104-111.

［4］王吉耀，廖二元，黄从新，等. 内科学［M］. 第2版. 北京：人民卫生出版社，2010：1060-1067.

［5］李万根，何新莲，张彤，等. 糖尿病患者严重低血糖的诱因及用药的构成比：多中心10年回顾性调查［J］. 中国医生进修杂志，2010，33（25）：32-34.

［6］CRYER P E, AXELROD L, GROSSMAN A B, et al. Evaluation and Management of Adult Hypoglycemic Disorders: An Endocrine Society Clinical Practice Guideline［J］. J Clin Endocrinol Metabolism, 2009, 94（3）：709.

（焦　凯　卫　静）

跟着病例学|
无须用药的糖尿病——*GCK*-MODY

阅读要点提示

- 单基因糖尿病的识别。
- *GCK*-MODY 的临床特点。
- *GCK*-MODY 的治疗。

病例资料

患者，女性，26岁。因"发现血糖升高4年"入院。

2017年患者22岁，无口干、多饮、多尿、体重降低等症状，因恶心、呕吐就诊于当地医院，查随机血糖12.8mmol/L。后患者未用降糖药物治疗，长期饮食控制一般，运动少，间断自测空腹血糖5～6mmol/L，餐后2小时血糖6～12mmol/L。2021年7月11日查HbA1c 6.8%。病程中否认视物模糊、手足麻木，尿中未见泡沫。否认糖皮质激素应用史。病程中患者睡眠欠佳，小便正常，大便1次/日。自幼体形偏瘦、偏矮，体重长期波动于35～40kg，近期体重稳定。为进一步诊治就诊我科门诊。

既往史：无高血压及高脂血症病史。

个人史：月经规律。吸烟、饮酒史（-）。

家族史：大姑患糖尿病，目前口服降糖药联合胰岛素治疗，大伯、父亲、二姑、三姑、弟弟患糖尿病，妹妹糖耐量异常。

查体

一般情况可，身高150cm，体重36kg，BMI 16.0kg/m²。血压123/86mmHg，心率95次/分。心、肺、腹部查体无特殊，双下肢无水肿。

辅助检查

2021年7月查空腹血糖5.7mmol/L，空腹C肽0.48ng/ml；餐后2小时血糖10.6mmol/L，餐后2小时C肽2.79ng/ml。HbAlc 6.6%，糖化白蛋白19.4%。血脂：TG 0.51mmol/L，TC 6.08mmol/L，HDL-C 1.98mmol/L，LDL-C 3.45mmol/L。hs-CRP 0.34mg/L。1型糖尿病相关自身抗体：IAA（＋）39.13RU/ml，ICA、GADA、IA-2A（－）。眼底检查：双视网膜未见明显出血、渗出。全外显子测序：先证者GCK基因c.175C＞T杂合突变，判读为致病；在家系中验证，该先证者父亲、弟弟、妹妹均携带该突变（图2-10）。

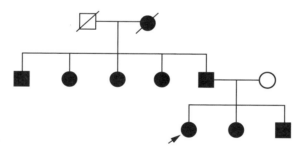

图2-10　本例患者家系图谱

病例特点

（1）患者发病年龄小，自幼体形偏瘦，有明确的糖尿病家族史。

（2）发现血糖升高后长期未用降糖药物治疗，空腹血糖仅轻度升高。

（3）甘油三酯水平低，高密度脂蛋白水平高。

诊断 ————————————

青少年发病的成人型糖尿病（MODY）2型。

治疗及随访 ————————————

诊断 *GCK*-MODY 后患者继续饮食运动控制，未用药物治疗，自测空腹血糖 5.6 ～ 6.8mmo1/L，餐后 2 小时血糖 10 ～ 12mmol/L。定期于我院门诊复查，2022 年 11 月空腹血糖 6.3mmol/L，餐后 2 小时血糖 10.2mmol/L；空腹 C 肽 0.65ng/ml，餐后 2 小时 C 肽 3.40ng/ml。GA% 18.9%，HbA1c 6.4%。血脂：TC 4.57mmol/L，TG 0.31mmol/L，HDL-C 2.03mmol/L，LDL-C 1.99mmol/L。hs-CRP 0.27mg/L；ACR 25mg/g。

【经验总结】

单基因糖尿病是由于胰岛 β 细胞发育、功能或胰岛素信号通路中起关键作用的基因中一个或多个变异导致的疾病。常见的单基因糖尿病包括青少年起病的成人型糖尿病（MODY）、新生儿糖尿病、线粒体糖尿病和糖尿病相关遗传综合征等。目前确诊的糖尿病患者中，有部分患者实际上不是 1 型糖尿病或者 2 型糖尿病，而是单基因糖尿病。单基因糖尿病是早发糖尿病的重要组成部分。英国的研究发现，在 45 岁前确诊糖尿病的成人患者中，约 5% 的患者是 *HNF4A*-MODY、*HNF1A*-MODY 或 *GCK*-MODY。亚洲的研究也表明，有 5% ～ 10% 的早发糖尿病患者实际上是 MODY。

本例患者为青年女性，体形偏瘦，糖尿病发病年龄小。血糖升高后患者未用药物治疗时间长达 4 年，但血糖控制尚可。家族史方面，患者父亲及其多名兄弟姐妹均有血糖升高，故需要考虑到单基因糖尿病的可能。在检验检查方面，患者首次就诊时空腹血糖 5.7mmol/L，空腹 C 肽 0.48ng/ml；糖化血红蛋白轻度升高，1 型糖尿病相关自身抗体除 IAA（＋）39.13RU/ml，其余均阴性。甘油三酯水平低，高密度脂蛋白水平高，符合 *GCK*-MODY 的血脂特点。

　　单基因糖尿病患者具有糖尿病发病时间早、体形不胖等特点，常被误诊为1型糖尿病或2型糖尿病。不同基因突变导致的糖尿病具有不同的临床特点、治疗反应及预后，早期正确诊断对于选择合理的个体化治疗方案、提高患者生活质量及改善预后，并为其家系成员提供有效的遗传咨询至关重要。2012年Shields等构建了评估患者患有MODY可能性的MODY计算器（MODY probability calculator），该计算器基于性别、发病年龄、目前年龄、BMI、是否在发病6个月内用胰岛素治疗、糖化血红蛋白、父母是否患糖尿病、种族等进行评估。通过该计算器的评估，该患者患MODY的可能性是75.5%，需要进一步完善基因检测。基因检测结果提示，先证者及其父亲、弟弟、妹妹均患*GCK*-MODY，可以只通过饮食运动控制血糖，无须加用药物治疗。

【临床查房】

一、单基因糖尿病临床识别

　　基因检测是单基因糖尿病诊断的金标准。但是由于基因检测费用较高，需要由医生筛选可能患有单基因糖尿病的患者进行基因检测以提高成本效益。传统意义上MODY诊断标准包括：①发病年龄＜25岁。②连续3代糖尿病家族史，伴有胰岛β细胞功能障碍。③体形非肥胖，不依赖胰岛素治疗。但是该标准在实际工作中的操作难度较大，容易造成误诊、漏诊。2022年国际儿童青少年糖尿病协会（ISPAD）指南提出，对于临床诊断1型糖尿病的患儿，如果：①糖尿病出现在6月龄内，或诊断年龄为6～12月龄，且胰岛素自身抗体阴性或者有特殊家族史或者先天性缺陷。②父母一方及其一级亲属有糖尿病。③胰岛自身抗体阴性，特别是在诊断糖尿病时抗体阴性。④诊断后胰岛β细胞功能存在至少5年，胰岛素需要量低，C肽可测得。临床诊断2型糖尿病的患儿，如果家族中糖尿病患者无严重的肥胖或黑棘皮征等代谢综合征表现，父母一方及其一级亲属有糖尿病且无上述表现，或者表现出脂肪异常分布的患者，需要考虑单基因糖尿病的可能。2012年Shields等构建了评估MODY可能性的MODY计算器（https://www.diabetesgenes.org/exeter-diabetes-app/ModyCalculator），可以帮助临床医生根据首诊时即可获得的信息评估患者患MODY的可能性。

二、GCK-MODY的发病机制

GCK基因杂合失活突变导致的GCK-MODY（MODY2）是儿童和青少年单基因糖尿病中最常见的临床亚型。葡萄糖激酶（GCK）在胰腺B细胞和肝细胞催化葡萄糖的磷酸化反应，是葡萄糖代谢的限速酶。在胰岛β细胞中，GCK作为葡萄糖浓度感受器，可以保证适合体内葡萄糖浓度的胰岛素释放。当GCK基因发生杂合失活突变，使胰腺β细胞GCK活性降低，导致胰岛β细胞葡萄糖磷酸化减少，葡萄糖敏感性降低，葡萄糖浓度被调定到略高水平。肝脏GCK突变导致肝糖原合成减少，肝糖输出增加，从而引起空腹血糖水平轻度升高。

三、GCK-MODY的临床特点

GCK-MODY患者往往表现为出生开始的轻度、非进展性的空腹高血糖，通常无高血糖相关临床症状。空腹血糖一般在5.4 ～ 8.3mmol/L，OGTT糖负荷后2小时血糖较FPG升高幅度常不超过3.0 ～ 3.5mmol/L。糖化血红蛋白（HbA1c）一般在5.8% ～ 7.6%。随着年龄的增长，HbA1c仅有轻度升高。GCK-MODY患者甘油三酯通常＜1.0mmol/L，HDL-C水平高于T2DM患者，而LDL-C水平和血脂代谢异常比例均低于T2DM患者。GCK-MODY患者的肥胖发生率，高血压、代谢综合征的患病率与一般人群无差异，且显著低于T2DM患者。

四、GCK-MODY的治疗

有研究显示，未接受治疗的GCK-MODY患者病情无显著进展，很少会出现微血管或大血管并发症。因此，除妊娠外，不推荐患者使用降糖药物，可通过单纯的饮食、运动来控制血糖水平。GCK-MODY女性患者在妊娠期间往往需要胰岛素治疗来纠正空腹高血糖。胎儿的基因型对胎儿出生体重的决定作用通常大于母体的降糖治疗情况和胰岛素暴露情况。胎儿*GCK*基因正常时，母体妊娠期高血糖会导致胎儿胰岛素分泌增加，出现巨大儿。如果胎儿腹围超过同周龄胎儿的第75百分位数，提示胎儿*GCK*基因可能正常，建议孕妇严格血糖监测，必要时起始胰岛素治疗。*GCK*-MODY患者妊娠期需要比正常更大的胰岛素剂量，强化治疗可能导致低血糖；机体自身调节产生的升糖激素使血糖控制更困难，且治疗也有可能导致低出生体重、小于胎龄儿。故对于胎儿过大的患者，早产可能是更有效的干预手段。

【互动小问题】

新生儿的出生体重是否正常取决于母体和胎儿的基因突变携带状态。如果母亲携带*GCK*基因突变、胎儿*GCK*基因正常，母体高血糖会导致胎儿胰岛素分泌增加，出现巨大儿。

1.如果母亲*GCK*基因正常，胎儿携带*GCK*基因突变，新生儿出生体重会（　　）

　A.　正常　　　　　　　　　B.　增加

　C.　减少　　　　　　　　　D.　不确定

2.如果母亲和胎儿都携带*GCK*突变，新生儿出生体重会（　　）

　A.　正常　　　　　　　　　B.　增加

　C.　减少　　　　　　　　　D.　不确定

答案：1. C；2. A。

参考文献

[1] NJØLSTAD P R, MOLVEN A. To test, or not to test: time for a MODY calculator？ [J]. Diabetologia, 2012, 55 (5)：1231-1234.

[2] GREELEY S A W, POLAK M, NJØLSTAD P R, et al. ISPAD Clinical

Practice Consensus Guidelines 2022: The diagnosis and management of monogenic diabetes in children and adolescents [J]. Pediatr Diabetes, 2022, 23 (8): 1188-1211.

[3] 肖新华. 实用糖尿病治疗学 [M]. 北京: 科学出版社, 2021.

[4] 中华医学会内分泌学分会内分泌罕见病学组. 葡萄糖激酶基因突变导致的单基因糖尿病诊治专家共识 [J]. 国际内分泌代谢杂志, 2022, 42 (3): 236-244.

（虞睿琪　肖新华）

跟着病例学 |
让梦想照进现实——2型糖尿病缓解病例浅析

阅读要点提示

- T2DM缓解的定义。
- T2DM缓解的基本条件。
- T2DM缓解的方法。

病例资料

　　患者，男性，23岁，因"发现血糖升高1个月"由门诊以"2型糖尿病"收入院。

　　患者1个月前无明显诱因出现多尿，夜尿次数明显增多，4～5次/晚，伴口干、多饮，每日饮水量约4000ml，无明显乏力、消瘦，自测空腹指尖血糖达14.7mmol/L，明确诊断后收入院。

　　既往史：既往体健，否认家族糖尿病病史。

　　个人史：患者平素生活作息、饮食极不规律，经常在外就餐，熬夜加餐夜宵频繁，同时喜食高热量食品，烟酒较多。

查体

　　体温36.2℃，脉搏80次/分，呼吸18次/分，血压140/85mmHg。身高176cm，体重120kg，BMI 38.7kg/m²，腹围110cm。精神可，神志清。颈后、腋下可见轻度黑棘皮征，心、肺、腹查体未见异常。

辅助检查

HbA1c 11.71%。尿常规：GLU（＋＋＋），KET（－）。ALT 80U/L，AST 70U/L；Glu 10.53mmol/L，UA 450.9μmol/L；TC 6.71mmol/L，HDL-C 0.86mmol/L，LDL-C 5.08mmol/L；GGT 120U/L；25-OH-D$_3$ 7.93ng/ml，FT3、FT4、TSH均正常；空腹C肽10.40μg/ml，空腹胰岛素28.0μU/ml；糖尿病自身免疫抗体谱：GADA、ICA、IAA、IA2A、ZnT8A均阴性，UACR 18.65mg/g。腹部超声：重度脂肪肝；体脂百分比35.9%（10.0%～20.0%）；无创周围神经检查：左侧正中神经肘-拇短展肌神经传导受损病变6%；眼科会诊：双眼底未见异常；心电图未见异常。

病例特点

（1）年轻患者，平素生活方式不健康，重度肥胖。

（2）血糖显著增高伴有血脂、尿酸增高以及脂肪肝和高酶血症。

（3）糖尿病自身抗体阴性，胰岛β细胞功能尚可。

临床诊断

2型糖尿病；肥胖症；高血压；高脂血症；高尿酸血症；高酶血症。

治疗

患者入院后给予低脂、低盐、糖尿病饮食，皮下胰岛素泵强化治疗。血糖控制目标：FBG＜6mmol/L，PPG＜8mmol/L，血糖达标后1周出院，出院治疗方案为：盐酸二甲双胍缓释片1.0g餐中每日2次；达格列净片10mg每日1次；利拉鲁肽注射液0.6mg早餐前皮下注射。

随访

出院后患者利拉鲁肽增至1.8mg，每日1次，口服降糖药同前，继续服用。

共同照护门诊线上随访指导，患者生活方式明显改善，每日运动量大，体重下降明显，前2个月体重下降约20kg，每日监测空腹和餐后血糖，FBG＜6.0mmol/L，PBG＜7.0mmol/L，遂停药观察，单纯生活方式干预。

出院后2个月复诊，体检：血压125/70mmHg，体重108kg，腹围101cm。化验检查：HbAlc 5.19%；GLU 5.06mmol/L；TC 6.11mmol/L，LDL-C 4.52mmol/L，HDL-C 1.03mmol/L，TG 2.32mmol/L；UA 490.4μmol/L；UACR 43.27mg/g。

出院后6个月复诊（目前停药4个月），体检：血压120/65mmHg，体重95.0kg，WC：97cm。颈后、腋下黑棘皮征消退。化验检查：HbAlc 5.33%；GLU 4.98mmol/L；TC 6.04mmol/L，LDL-C 4.09mmol/L，HDL-C 1.32mmol/L；TG 1.76mmol/L；UA 451.9μmol/L；UACR 22.55mg/g；体脂百分比：28.7%。

病例分析

糖尿病曾被公认为是一种终身进展性疾病。近年来，国际、国内临床研究和实践表明，某些糖尿病患者，在采取一些干预措施后可以达到完全停用降糖药物而保持血糖达标水平，并持续相当一段时间，业内称为"糖尿病缓解"。由此，糖尿病缓解也成为近年糖尿病临床治疗的热点，特别是对于日益突出的、新发的、年轻肥胖超重的2型糖尿病患者，对延缓未来慢性并发症，提高生命质量，糖尿病缓解更具有特殊意义。

本病例系年轻患者，因长年生活作息不规律、饮食不健康，喜食夜宵，偏爱饮料，缺乏运动，体重严重超标，以致出现明显夜尿增多后自查空腹血糖飙升就诊收入院治疗。入院后检查除肥胖、血糖较高，HbA1c达到11.71%，伴有黑棘皮征和重度脂肪肝，血压、血脂、尿酸等代谢指标也较高，相关指标达到代谢综合征的诊断标准，通过进一步检查，除发现轻度糖尿病周围神经病变外，眼底、肾脏、动脉血管未见异常，尿酮体、糖尿病免疫相关抗体均阴性，排除1型糖尿病可能，胰岛β细胞功能尚可，空腹C肽10.40ng/ml（＞1.0ng/ml），入院后予以胰岛素泵强化治疗，消除高糖毒性，恢复胰岛β细胞功能，出院治疗方案选择有助于降体重、保护胰岛β细胞功能药物、二甲双胍、SGLT2抑制剂和GLP-1受体激动剂组合方案，同时对患者进行健康宣教，指导饮食运动强化生活方式干预，配合共同照护门诊随访，患者在出院前2个月，减重20kg，达到减重16.7%，血糖监测基本在正常达标范围，餐后血糖最高6.2mmol/L，遂建议停药观察。后续4个月体重继续下降5kg，和入院体重相比，减重20.8%，出院两次复诊，FBG＜6mmol/L，HbA1c＜6%，其他代谢指标血压恢复正常，血脂、尿酸尽管仍超标，但有明显改善，同时颈后、腋下黑棘皮征消除，体脂百分比从35.9%降至28.7%，实现了糖尿病缓解，生活质量也明显提高。目前，患者BMI仍高达30.7kg/m²，未来鼓励患者继续坚持监测相关代谢指标，保持健康的生活方式，加强运动，避免体重反弹同时，适度减重，才可能最大限度持久维持血糖达标、糖尿病缓解状态。

【临床查房】

一、糖尿病缓解的定义

T2DM缓解是指患者在无降糖药物治疗的情况下，血糖仍处于达标或正常状态。

需注意，目前没有T2DM被治愈的证据，T2DM"缓解"后，即使继续保持导致缓解或其他替代的措施，有的患者血糖水平仍会再次升高至需要采取药物控制的水平。2021年ADA发布"2型糖尿病缓解的定义和解释"，建议将患者停用降糖药物至少3个月后，HbA1c＜6.5%作为T2DM缓解的标准。但在有些情况下，HbA1c不能反映真实血糖水平，可以用空腹血糖（FBG）＜7.0mmol/L或通过连续葡萄糖监测（CGM）估算的HbA1c＜6.5%，作为

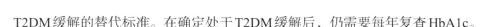

T2DM缓解的替代标准。在确定处于T2DM缓解后，仍需要每年复查HbA1c。

二、评估T2DM缓解的基本条件（"ABCD"法）

A（Antibody）抗体：谷氨酸脱羧酶抗体（GADA）及其他胰岛相关抗体阴性，表示患者无自身胰岛破坏的免疫反应。

B（BMI）：BMI≥25kg/m²或腰围男性＞90cm、女性＞85cm。

C（C肽）：C1即空腹C肽≥1.0ng/ml、餐后2小时C肽≥2.5ng/ml时，表明尚存一定的β细胞功能，有T2DM解的基础。C2即并发症评估（complication review）。如患有心血管疾病和严重视网膜病变，需进行心肺功能评估，避免高强度运动，以免发生意外事件。如患有慢性肾病，不宜选用生酮或高蛋白饮食作为促进T2DM的缓解方案。

D（Duration）：临床证据显示，病程≤5年的T2DM患者缓解概率较高。特殊类型糖尿病需要特殊的针对病因的治疗才能缓解，而自身免疫性糖尿病，病程长、并发症较重、胰岛β细胞功能较差的T2DM患者则无缓解的证据。

三、T2DM缓解的机制

T2DM缓解与纠正肥胖或显著改善体重、脂肪肝、脂肪胰、胰岛素抵抗、高胰岛素血症相关，并与纠正高糖毒性及胰岛β细胞去分化与转分化相关（证据级别2A，推荐级别B）。积极进行体重控制，使BMI达到正常水平。T2DM伴肥胖患者建议减轻体重≥10kg（最好＞15kg）或减重≥10%（证据级别2A，推荐级别B）。

四、T2DM缓解的方法

1. 强化生活方式干预：饮食营养治疗、运动干预。
2. 减重药物。
3. 非胰岛素类降糖药物：对于HbA1c不达标且强化生活方式干预措施未有效落实的T2DM患者，短期（8～12周）辅助应用具有显著改善体重的非胰岛素药物联合治疗，有助于缓解T2DM。GLP-1RA及其联合治疗方案；二甲双胍＋SGLT2抑制剂＋GLP-1RA联合治疗；二甲双胍＋噻唑烷二酮＋GLP-1RA联合治疗。

4. 胰岛素：对于HbA1c≥10%、FBG≥11.1mmol/L的T2DM患者，辅助应用短期（2周）早期胰岛素强化治疗，有助于缓解T2DM。

5. 代谢手术：对于BMI≥32.5kg/m^{2}的T2DM患者，如药物等治疗措施不能显著改善体重和代谢紊乱，可考虑采用代谢手术缓解T2DM。

【互动小问题】

1. 本病例患者符合T2DM缓解基本条件是（   ）

A. 糖尿病相关自身免疫抗体阴性   B. BMI≥25kg/m^2

C. 空腹C肽≥1.0ng/ml   D. 病程≤5年

2. 本病例患者达到T2DM缓解的方法是（   ）

A. 胰岛素强化治疗

B. 二甲双胍＋SGLT2抑制剂＋GLP-1受体激动剂

C. 强化饮食运动疗法

D. 体重下降＞10%

答案：1. ABCD；2. ABCD

参考文献

[1] 邹大进，张征，纪立农，等. 缓解2型糖尿病中国专家共识 [J]. 中国糖尿病杂志，2021，29（9）：641-652.

[2] RIDDLE M C, CEFALU W T, EVANS P H, et al. Consensus Report: Definition and Interpretation of Remission in Type 2 Diabetes [J]. Diabetes Care, 2021, 30, 44（10）: 2438-2344.

[3] TAYLOR R. Diabetes remission by weight loss in normal weight people with type 2 diabetes: the ReTUNE study, EASD 2022.

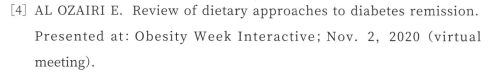
［4］AL OZAIRI E. Review of dietary approaches to diabetes remission. Presented at: Obesity Week Interactive; Nov. 2, 2020 (virtual meeting).

［5］LEANM E, LESLIEW S, BARNESA C, et al. Primary care-led weight management for remission of type 2 diabetes（DiRECT）: an open-label, cluster-randomised trial ［J］. Lancet, 2018, 391 (10120): 541-551.

［6］Look AHEAD Research Group, WING R R, BOLIN P, et al. Cardiovascular effects of intensive lifestyle intervention in type 2 diabetes ［J］. N Engl J Med, 2013, 369 (2): 145-154.

（于永丽　齐　林）

跟着病例学 |
众里寻他千百度——一例胰岛素瘤的诊治

阅读要点提示

- 低血糖症的诊断思路。
- 胰岛素瘤的诊断流程。
- 胰岛素瘤的治疗原则。

病例资料

    患者，女性，53岁。因"多汗、乏力、手足麻木2年余"入院。

    患者2年前无明显诱因出现多汗、乏力、手足麻木，多于空腹、17：00 ～ 18：00及夜间出现，进食后好转。近半年症状逐渐加重，伴有头晕、胸闷，自测血糖最低2.5mmol/L，进食后症状缓解。近2年体重增加10kg。既往有高血压病史3年余，口服富马酸比索洛尔2.5mg，每日1次，沙库巴曲缬沙坦钠100mg，每日1次治疗，平时血压控制在130/80mmHg。患者否认有其他慢性疾病病史。

查体

体温36.1℃，脉搏80次/分，呼吸20次/分，血压137/86mmHg，身高163cm，体重75.7kg，BMI 28.49kg/m²。神志清，心、肺、腹查体无特殊。双下肢无水肿。

辅助检查

肝肾功能、电解质正常；空腹血糖3.08mmol/L，HbAlc 5.0%，糖化白蛋白10.8%；糖尿病自身抗体：IAA、ICA、GADAb均阴性；甲状腺功能：FT3 3.02pg/ml，FT4 1.23ng/dl，TSH 1.66μU/ml，TgAb、TPOAb、TRAb均阴性。皮质醇（8：00）17.2μg/L，ACTH 1.35pmol/L；生长激素轴：hGH 0.211ng/ml，IGF-1 110ng/ml，IGF-1结合蛋白3 3445ng/ml；性腺轴：FSH 6.79mU/ml，LH 2.45mU/ml，E2 85.1pg/ml，T 0.491ng/ml，PRL 18.9ng/ml；肿瘤标志物、PTH等正常。

口服葡萄糖耐量试验（OGTT）：结果见表2-9。

表2-9　OGTT结果

项目	0分钟	30分钟	60分钟	120分钟	180分钟
血糖/（mmol/L）	3.08	7.84	12.48	16.91	15.36
胰岛素/（μU/ml）	12.2	29.4	24.9	39.2	41.5
C肽/（ng/ml）	3.45	4.75	6.31	7.88	9.29

促肾上腺皮质激素（ACTH）兴奋试验：结果见表2-10。

表2-10　ACTH兴奋试验结果

项目	推注前	推注后30分钟	推注后60分钟
ACTH/（pmol/L）	5.02	＞440.4	＞440.4
皮质醇/（μg/L）	69.4	228	167

低血糖兴奋试验：结果见表2-11。

表2-11 低血糖兴奋试验结果

	血糖／ （mmol/L）	胰岛素／ （μU/ml）	C-P／ （ng/ml）	皮质醇／ （μg/L）	ACTH／ （pmol/L）
基线	3.08	12.1	3.45	17.2	1.35
低血糖时	2.48	49.4	7.24	221.0	10.18

胰腺CT：结果见图2-11。胰腺形态及大小正常，胰体部类圆形等密度结节影，长径约16mm，密度尚均，增强扫描动脉期明显强化，强化程度高于胰腺实质，延迟期强化稍减低。提示胰体部结节，疑似神经内分泌肿瘤。

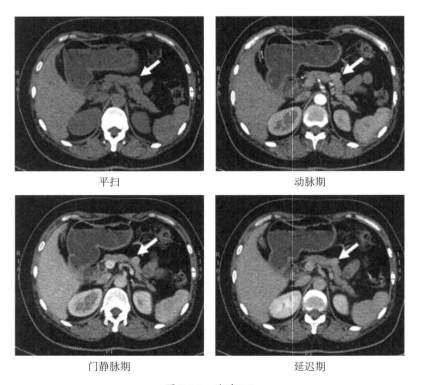

平扫　　　　　　　　　　　　　动脉期

门静脉期　　　　　　　　　　　延迟期

图2-11 胰腺CT

　　超声胃镜：结果见图2-12。胰体部可见一低回声团块，截面大小约1.3cm×1.5cm，边界尚清，形状规则，弹性成像呈蓝色，声学造影可见明显增强，提示胰腺占位（胰腺神经内分泌肿瘤可能）。穿刺组织病理学检查：可见肿瘤细胞，符合神经内分泌肿瘤。结合免疫组化结果及病史，符合胰岛素瘤。

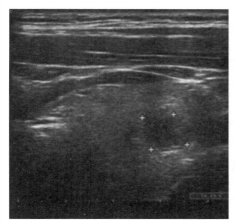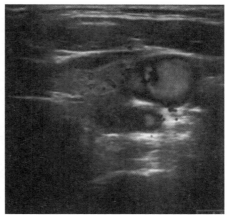

图2-12　超声胃镜

　　垂体增强MRI：未见明显异常。

　　腹部超声：肝脏脂肪浸润，胰腺、胆囊、脾、双肾、输尿管、膀胱未见明显异常。

　　甲状腺高频彩超：甲状腺右侧叶结节，结节大者考虑TI-RADS 4a级，其余结节考虑TI-RADS 3级，建议临床进一步检查。超声引导下甲状腺细针穿刺活检可见甲状腺滤泡上皮细胞，未见明显异型。

病例特点

　　（1）中年女性，慢性起病。

　　（2）典型的Whipple三联征，低血糖症诊断明确。

　　（3）存在内源性高胰岛素血症，胰腺CT及超声胃镜提示胰岛素瘤。

诊断

胰岛素瘤；高血压病2级（很高危）；甲状腺结节；肥胖症。

治疗

患者入院后嘱少食多餐，定时加餐，调整饮食结构，适当增加富含蛋白质及脂肪食物，密切监测血糖变化，仍间断出现低血糖，通过口服/静脉推注葡萄糖及时纠正低血糖症发作。胰岛素瘤定位诊断明确后至肝胆胰外科后行腹腔镜下胰岛素瘤切除术。

术后病理检查

（胰腺肿物）神经内分泌肿瘤，结合病史，符合胰岛素瘤诊断。免疫组化结果：CK（＋），Insulin（＋），Syn（＋），CgA（＋），SSTR2A（＋＋＋），Ki-67（＋，＜1%），P53（弱＋），ATRX（＋）。术后血糖控制可，未再出现低血糖（图2-13）。

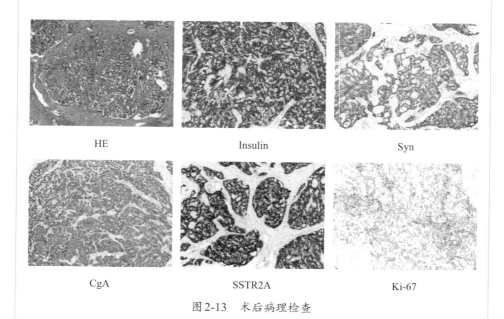

HE   Insulin   Syn

CgA   SSTR2A   Ki-67

图2-13 术后病理检查

【经验总结】

胰岛素瘤是最常见的功能性神经内分泌肿瘤之一，可发生于任何年龄，以单个胰岛素瘤最为常见，90%以上为良性，恶性多在转移后被发现。胰岛素瘤的临床表现复杂多样，多与低血糖有关。典型表现为Whipple三联征：有低血糖的症状和体征、发作时血糖低于2.8mmol/L、供糖后低血糖症状迅速缓解，可伴有交感神经过度兴奋和/或神经系统症状。临床表现的严重程度与血糖下降的速度、程度、时间、年龄等方面均有关。严重者可出现精神、行为异常。部分患者因频繁进食而导致肥胖。胰岛素瘤的诊断包括定性诊断和定位诊断。定性诊断依赖于临床表现及内源性高胰岛素性低血糖，目前广泛使用的诊断标准由梅奥诊所Service教授提出，并于2009年纳入美国内分泌协会低血糖症临床诊疗指南：血糖＜3.0mmol/L时同步胰岛素≥3μU/ml，C肽≥0.6ng/ml，胰岛素原≥5pmol/L。饥饿试验也是简单可靠的诊断试验，多数胰岛素瘤患者可在48～72小时内诱发低血糖发作。胰岛素瘤常用的定位诊断方法包括影像学检查（如B超、CT和MRI），超声内镜对较小肿瘤具有较好的诊断价值，还可以在超声引导下行穿刺取得病理。其他如基于生长抑素受体的功能显像、经皮经肝门静脉置管分段采血、选择性动脉内钙刺激试验等均有助于肿瘤定位。术中扪诊和超声检查提高了术中定位的准确性。需警惕的是，5%～10%的胰岛素瘤患者可同时存在多发性内分泌腺瘤病Ⅰ型（MEN1），因此需注意垂体瘤、甲状旁腺腺瘤等内分泌腺体疾病的筛查。

本例患者既往无糖尿病及低血糖相关药物应用史，不考虑糖尿病及药物导致的低血糖；结合病史及辅助检查结果可排除肝衰竭、肾衰竭及恶性肿瘤所致的低血糖。胰岛素自身免疫综合征患者血清胰岛素与C肽水平往往存在分离现象，IAA（＋），与该患者不符。该患者ACTH兴奋试验及低血糖兴奋试验中皮质醇均可升高，因此可排除肾上腺皮质功能不全所致的低血糖；腺垂体其他甲状腺轴、性腺轴、生长激素基本正常，不考虑升糖激素不足引起的低血糖症。该患者低血糖发作时存在内源性高胰岛素血症，胰腺CT及超声胃镜符合神经内分泌肿瘤，穿刺病理结果最终明确胰岛素瘤的诊断。但该患者OGTT 2小时血糖升高，胰岛素释放试验胰岛素分泌延迟，糖化血红蛋白正常，考虑可能与肿瘤分泌胰岛素的量、间歇性分泌胰岛素、瘤外正常胰岛β细胞功能受到抑制有关。胰岛素瘤诊断明确后应尽早手术治疗，切除肿瘤可获治愈，本例患者术后未再出现低血糖。

总之，胰岛素瘤临床表现多样，通常较小，有时定位诊断困难，所以临床医生应予以足够的重视，早发现、早诊断、早治疗患者通常预后良好，但长期反复低血糖可影响大脑及认知功能，出现不可逆性损害，预后较差。

【临床查房】

一、低血糖的病因诊断思路

见图2-14。

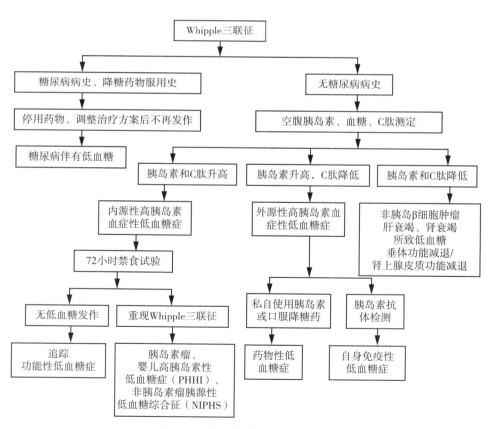

图2-14　低血糖的病因诊断思路

二、胰岛素瘤诊断流程

1. 定性诊断　Whipple三联征及内源性高胰岛素性低血糖（血糖
＜3.0mmol/L时胰岛素≥3μU/ml，C肽≥0.6ng/ml，胰岛素原≥5pmol/L），同
时排除磺脲类药物、胰岛素自身免疫综合征等引起的低血糖症。

2. 定位诊断　包括非侵入性和侵入性检查。非侵入性检查包括影像学如
B超、CT和MRI，以及超声内镜及功能显像检查。侵入性检查包括经皮经肝
门静脉置管分段采血、选择性动脉内钙刺激试验、术中扪诊和术中超声等。

三、胰岛素瘤的治疗

手术是胰岛素瘤的首选治疗方法。对于有转移的恶性胰岛素瘤、术中不能
完全摘除、无法手术的患者可给予二氮嗪、生长抑素类似物、局部治疗（如射
频消融术、血管栓塞术）、放射性核素治疗、化疗等。治疗流程见图2-15。

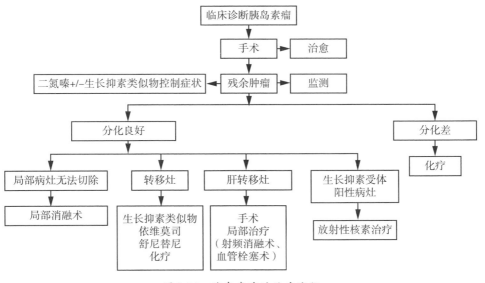

图 2-15　胰岛素瘤的治疗流程

【互动小问题】

1. 青年女性，23岁，反复抽搐1月余，当地诊断为癫痫，给予卡马西平

治疗，效果欠佳。发作时查血糖1.7mmol/L，同步血清胰岛素35μU/ml，胰腺MRI未见明显异常，为进一步明确诊断下列检查最关键的是（　　）

 A. 血清C肽检测 B. 饥饿试验   C. 延长OGTT试验

 D. 超声内镜   E. 胰腺薄层CT

2. 下列不是胰岛素瘤特点的是（　　）

 A. 多数胰岛素瘤为良性、单发

 B. 低血糖多发生于空腹时

 C. 血糖降至1.67mmol/L时胰岛素停止释放

 D. 胰岛素释放指数增加

 E. 手术是首选治疗方式

 答案：1. D；2. C。

参考文献

[1] CRYER P E, AXELROD L, GROSSMAN A B, et al. Endocrine Society. Evaluation and management of adult hypoglycemic disorders: an Endocrine Society Clinical Practice Guideline [J]. J Clin Endocrinol Metab, 2009, 94 (3): 709-728.

[2] KAPOOR R R, JAMES C, HUSSAIN K. Advances in the diagnosis and management of hyperinsulinemic hypoglycemia [J]. Nat Clin Pract Endocrinol Metab, 2009, 5 (2): 101-112.

[3] BROWN E, WATKIN D, EVANS J, et al. Multidisciplinary management of refractory insulinomas [J]. Clin Endocrinol (Oxf), 2018, 88 (5): 615-624.

[4] 陈家伦. 临床内分泌学 [M]. 上海：上海科学技术出版社，2011.

[5] 王吉耀. 内科学（8年制第2版）[M]. 北京：人民卫生出版社，2010.

（宋　君　冯　波）

附录 A 常用缩略语表

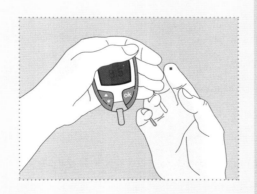

缩略语	英文	中文
ACTH	adrenocorticotropic hormone	促肾上腺皮质激素
ADA	American Diabetes Association	美国糖尿病学会
AGP	ambulatory glucose profile	动态葡萄糖图谱
ATTD	advanced technologies and treatments for diabetes	糖尿病先进技术及治疗
AUC	area under curve	曲线下面积
BMI	body mass index	体重指数
CBG	corticosteroid-binding globulin	皮质醇与皮质类固醇结合球蛋白
CGM	continuous glucose monitoring	持续血糖监测
CIMT	carotid intima-media thickness	颈动脉内膜中层厚度
CKD	chronic kidney disease	慢性肾脏病
CRH	corticotropin releasing hormone	促肾上腺皮质激素释放激素
CRRT	continuous renal replacement therapy	连续性肾脏替代治疗
CSII	continuous subcutaneous iusulin infusion	持续皮下胰岛素输注
CV	coefficient of variation	血糖变异系数
CVD	cardiovascular disease	心血管疾病
DKA	diabetic ketoacidosis	糖尿病酮症酸中毒
DME	diabetic macular edema	糖尿病性黄斑水肿
DN	diabetic nephropathy	糖尿病肾病
DPN	diabetes peripheral neuropathy	糖尿病周围神经病变
DR	diabetes retinopathy	糖尿病视网膜病变
DSPN	distal symmetric polyneuropathy	远端对称性多发性神经病变
eGFR	estimated glomerular filtration rate	估算肾小球滤过率
FBG	fasting blood glucose	空腹血糖
FFA	fundus fluorescein angiography	荧光素眼底血管造影
FT1DM	fulminant type 1 diabetes mellitus	暴发性 1 型糖尿病
GA	glycosycated albumin	糖化白蛋白
GDM	gestational diabetes mellitus	妊娠期糖尿病

续　表

缩略语	英文	中文
GIP	gastric inhibitory peptide	抑胃肽
GK	glucokinase	葡糖激酶
GKAs	glucokinase activators	葡糖激酶激动剂
GLP-1	glucagon-like peptide-1	胰高血糖素样肽 -1
GLP-1RA	glucagon-like peptide-1 receptor agonist	胰高血糖素样肽 -1 受体激动剂
HbA1c	glycosylated hemoglobin	糖化血红蛋白
HGI	high glycemic index	高血糖指数
HHS	hyperglycemic hyperosmolar status	高血糖高渗状态
IFG	impaired fasting glucose	空腹血糖受损
IGT	imparied glucose tolerance	糖耐量减低
ISPAD	International Society for Pediatric and Adolescent Diabetes	国际儿童青少年糖尿病协会
IVGTT	intravenenous glucose tolerance test	静脉葡萄糖耐量试验
KDIGO	Kidney Disease Improuing Global Outcomes	肾脏病改善全球预后指南
LADA	latent autoimmune diabetes in adults	成人隐匿性自身免疫性糖尿病
LAGE	largest amplitude of glycemic excursion	最大血糖波动幅度
LEAD	lower extremity arterial disease	下肢动脉病变
LGI	low glycemic index	低血糖指数
MACE	major adverse cardiovascular event	心血管不良事件
MAG	mean absolute glucose	平均绝对血糖改变值
MAGE	mean amplitude of glycemic excursion	平均血糖波动幅度
MDT	multi-disciplinary treatment	多学科诊疗
MNSI	Michigan Neuropathy Screening Instrument	密歇根神经病变筛查量表
MODD	mean of daily difference	日间血糖平均绝对差
MODY	maturity-onset diabetes of the young	青少年起病的成人型糖尿病
NALFD	non-alcoholic fatty liver disease	非酒精性脂肪性肝病
NASH	non-alcoholic steaohepatitis	非酒精性脂肪性肝炎

续　表

缩略语	英文	中文
NPDR	nonproliferative diabetic retinopathy	非增殖性糖尿病视网膜病变
OAD	oral antidiabetic drug	口服降糖药
OCT	optical coherence tomography	光学相干断层扫描
OCTA	optical coherence tomography angiography	光学相干断层扫描血管成像技术
OGTT	oral glucose tolerance test	口服葡萄糖耐量试验
PDR	proliferative diabetic retiuopathy	增殖性糖尿病视网膜病变
SDBG	standard deviation of blood glucose	血糖水平标准差
SMBG	self-monitoring of blood glucose	自我血糖监测
T1DM	type 1 diabetes mellitus	1 型糖尿病
T2DM	type 2 diabetes mellitus	2 型糖尿病
TAR	time above range	高于目标范围时间
TBR	time below range	低于目标范围时间
TIR	time in range	目标范围内时间
WHO	World Health Organization	世界卫生组织